运动中的解剖列车

肌筋膜经线身体地图的运动和觉察探索

Anatomy Trains in Motion

A Movement-Minded Exploration
of the Myofascial Meridian Body Map

编著　［瑞士］凯琳·谷特纳（Karin Gurtner）

译者　江芳慈

审校　张丹玥　　视频翻译　李　晨

北京科学技术出版社

Copyright 2023 art of motion training in movement gmbi.
ISBN: 979-8398443202

著作权合同登记号　图字：01-2024-3753

图书在版编目（CIP）数据

运动中的解剖列车：肌筋膜经线身体地图的运动和
觉察探索 /（瑞士）凯琳·谷特纳 (Karin Gurtner)
编著；江芳慈译 . -- 北京：北京科学技术出版社，
2024. -- ISBN 978-7-5714-4105-0

Ⅰ . R322.7

中国国家版本馆 CIP 数据核字第 20247RP713 号

责任编辑：于庆兰
责任校对：贾　荣
图文制作：北京永诚天地艺术设计有限公司
责任印制：吕　越
出 版 人：曾庆宇
出版发行：北京科学技术出版社
社　　址：北京西直门南大街16号
邮政编码：100035
电　　话：0086-10-66135495（总编室）　　0086-10-66113227（发行部）
网　　址：www.bkydw.cn
印　　刷：雅迪云印（天津）科技有限公司
开　　本：889 mm × 1194 mm　1/16
字　　数：310千字
印　　张：14.25
版　　次：2024年10月第1版
印　　次：2024年10月第1次印刷
ISBN 978-7-5714-4105-0

定　　价：148.00元

"解剖列车是地图；
身心是领土；
你的知识和经验是罗盘；
运动是旅程。"

——凯琳（Karin）

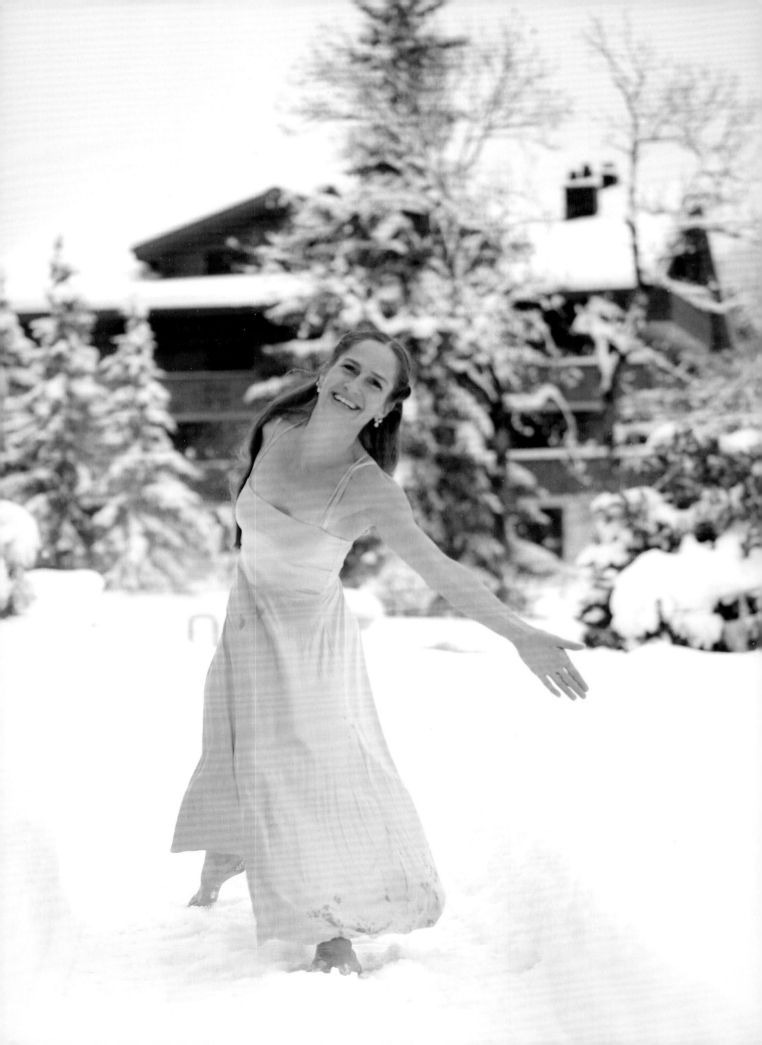

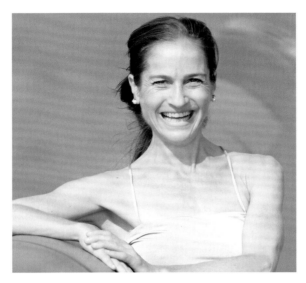

作者
凯琳·谷特纳（Karin Gurtner）

中文审校
张丹玥

美术设计
巴布奇·格鲁伯（Babuche Gruber）

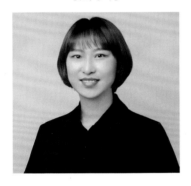

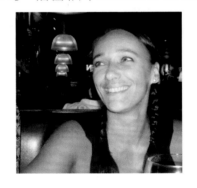

摄影
菲利克斯·彼得（Felix Peter）

录像
茉霓凯·谷特纳（Monika Gurtner）

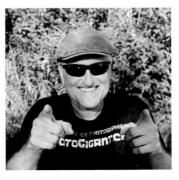

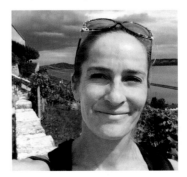

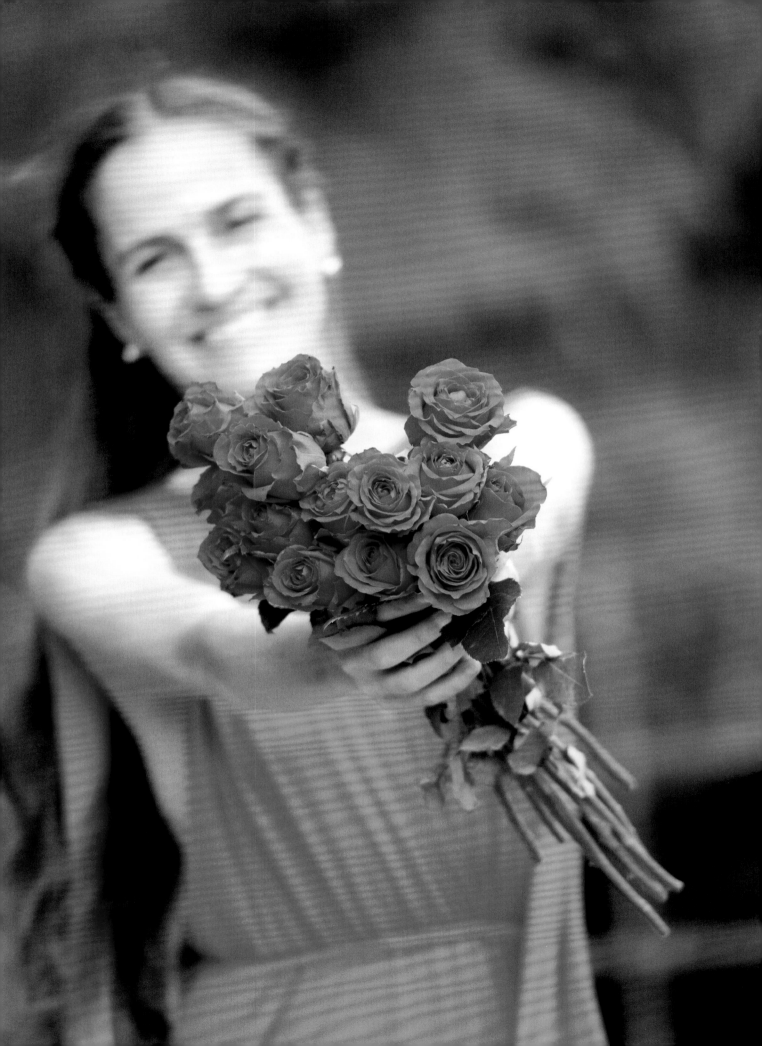

致谢

感谢托马斯：

感谢你让我站在你的"肩膀"上；感谢你信任我，将你的作品转化成资源导向的整合运动；感谢你持续和我进行充满启发性的对话并和我讨论觉能力及细致的运动实践对生活的好处；感谢我们之间的友谊让我的生命充满无尽的乐趣。

感谢玛丽安、库尔特和英内：

谢谢我的母亲玛丽安，她很重视培养我的创造力，鼓励我把人生过的有创造性。谢谢我的父亲库尔特，他以身作则，教导我以坚毅和忠诚的态度对待生命中的贵人和幸事。谢谢我的双胞胎妹妹英内，她耐心地教会我如何"描绘出成果"，并默默地助我梦想成真。对家人我一生只有绵绵不断的感激。

感恩

我想对运动艺术公司（Art of Motion）办公室和教育团队的人员表达我热烈、衷心且无尽的感激之情，是这些杰出的伙伴和我共同完成了《运动中的解剖列车》一书。这段时间以来他们给予我宝贵的回馈，在我做得好的时候鼓励我，在我犯错的时候提醒我。我也要感谢我的讲师们，是他们在不断修订的教材中融入自己的思维中并加以呈现，在教学时展现出对知识的严谨态度和情感智慧，这是最感动我之处。

很感谢梅勒妮·伯恩斯（Melanie Burns）一直以来的坚定支持，她已成为解剖列车教职团队中不可或缺的一分子。

感谢我们的合作伙伴，如果没有这些领域的引领者在全球各地举办《运动中的解剖列车》教育课程，运动艺术公司和我不会有现在的成就。

接下来我要感谢成千上万有前瞻性思维的专业人士，多年来持续探索本书相关内容。他们将自己的见解融入工作，让更多的人从中获益。这也是我一切努力的初衷。谢谢大家！

在致谢结束前，我必须感谢我的朋友们——是他们给予我理解并包容我对专业的追求、我在工作时的专注及我对定期独处的需求。

凯琳对本书的介绍

运动中的解剖列车

《运动中的解剖列车》以资源为导向，通过整合动作和经验式学习对肌筋膜经线进行多方面的探索，它介绍了筋膜运动（Fascia Movement）的基础概念。这本书也是一门课程，为学习者提供了改变生活的机会。书中的教学视频为读者提供了每一条肌筋膜经线的解剖解读及精心设计的动作顺序的示范，你可以不断地回顾、领会，并体验所讲授的内容，再借助实际的应用牢记书中的内容，以缩短理论和实践之间的距离。这本书也会帮助你保持活力，强健你的身心。

本书旨在为读者提供最全面的资源，从而可以具体理解解剖列车身体地图，同时也鼓励读者自由发挥创意。那么尽情享受这段旅程吧！

筋膜运动

筋膜运动，在过去 14 年称为 Slings 肌筋膜训练（Slings Myofascial Training），是一套资源导向的动作整合练习，用以对《运动中的解剖列车》中的理论内容进行实践探索。作为一种精炼的身体训练，筋膜运动本身就是要体现和具象化解剖学。除此之外，筋膜运动也是让人产生正向改变的工具。这一套以筋膜为核心的多维度练习可以提升身体活力和放松内心——你的动作会变得更流畅、更轻快和更有力，你的身体将会获得更佳的适应性和恢复力，你的意识也会更专注于当下，更清晰地思考，情绪也会变得更平稳。简言之——筋膜运动可以造福你的人生。

解剖列车

筋膜系统是具有连续流动功能的纤维网络，它塑造了我们的身体形态。它将人体内部的结构——肌肉、骨骼、内脏器官、神经和血管，分隔又连接起来。这种体内无处不在的渗透性生物组织从皮肤下延伸到身体核心，从足底向上延伸到大脑。作为我们最有影响力的内部感觉器官，筋膜通过神经、肌肉和骨骼系统的牵张感受器使我们"动"起来。形象地说，筋膜产生的身体感觉和所引发的情绪会"驱动"我们。尽管我们可以将筋膜系统分为各个独立或特殊的部分，但实际上它是一个联动的整体，局部的事件对全身都会造成影响。

"形式追随功能"是筋膜发展的基本原则。筋膜系统内的模式和特性是基于我们的生理需求、感觉、思维和行为所形成的。你的筋膜会因为你独一无二的生活经历而造就出独有的地图，但很多基本的功能如呼吸和咀嚼，是全人类共有的功能。此外，我们大多数人一天中有大量时间都在维持直立姿势或坐姿，而所有重复性功能不可避免地会逐渐形成固定的筋膜模式。

《解剖列车》的绘图师和作者托马斯·迈尔斯（Thomas Myers）给人类这一两足动物绘制出了常见的筋膜模式。受到艾达·罗尔夫（Ida Rolf）在筋膜系统方面工作的启发，并通过观察肌肉如何在功能上相互连接，托马斯对姿势代偿进行了超过 50 年的严谨研究——包括前 30 年对结构整合练习的亲身实践，以及后续 20 年在解剖实验室的研究。上述的启发和研究使托马斯精确定义了支撑稳定直立姿势、帮助步行和赋予我们日常活动及运动能力的 12 条肌筋膜经线。人体是非常复杂的，时至今日我们仍然只解读了一小部分。托马斯能够把筋膜系统这样复杂的组织具体化，提供了一张有用的地图，让从业者们能够更清楚掌握这个多维度、遍及整个身体的网络，这是一项非凡的成就。我向托马斯致以最热烈的掌声！

你可能会问，这些听起来都很棒，但我真的"需要"一张身体地图吗？

大多数人应该都有在手机上查看地图或靠车载 GPS 从甲地到乙地的经验。科技已然使生活这么方便了，我们还需要地图吗？也许它对你的生活来说不是"必需"，但毋庸置疑，它非常有用！

手机或 GPS 不太可能总是按照你偏好的方式指引你，或带你走风景最优美的路线，但它们确实可以提供可行的路线并成功引导你到达目的地。街道地图和身体地图都是指南，两者目前都无法完全呈现实际景色。地图的确不能取代旅行本身，包括旅行带来的各种体验，如被眼中的风景、周围的声音或空气的味道所引发的感觉。然而，地图确实为旅行创造了便利。

我经常被问："肌筋膜经线是真实存在的吗？"或者"《解剖列车》中提到的模型是真实的吗？"我想让 20 世纪最伟大的统计学家之一乔治·博克斯（George Box）来回答这个问题："你没有必要去问一个模型'是真的吗？'如果你所谓的'真实'是要'没有半分虚假'，那么这个答案必然是'否'。唯一重要的问题是'这个模型是否具有启发性和实用性？'"

而在经过深入且广泛的研究、体验和运用解剖列车模型之后，我相信这张复杂的身体地图是有启发性的，且非常实用。

我与托马斯的旅程

在我二十多岁的时候，有一天我在澳洲丛林中，坐在一把摇摇晃晃的椅子上，第一次阅读《解剖列车》这本书。那一天的场景历历在目，我当时突发异想："总有一天我会遇到这位非凡的人，我的生活将以我目前无法想象的方式发生改变。"这一天终于来临了，我的生活也开始以意想不到的方式发生变化。

2010年我和托马斯在英国牛津附近的一个风景如画的乡村小镇上相识。我在那里完成了"解剖列车结构整合"课程的培训，在课程进行了几周时，我们就螺旋线及螺旋线对动作引导的张力需求进行了第一次对话。在获得认证时，托马斯在我的论文中留下了一段话："做得好，凯琳！你何时会完成相关主题的书呢？"我从来不是一个收藏家，但我把这个鼓励仔细地收藏了起来。

在接下来的几年里，托马斯让我站在他专业的肩膀上，但又远不止如此。他赋予我创造和思考的自由，将他的著作"动作"化。我们共同撰写了这本书的前身——《运动中的解剖列车学习指南》（Anatomy Trains in Motion Study Guide），一起开办讲习班，一起静修，一起在在夏威夷的山上迎风健行，在享用日本料理时进行一次又一次暖心又特别的交谈。托马斯身为杰出的解剖学开拓者、富有诗意的作家、文字大师、水手、冒险家，以及一位充满热血且真挚的人，他不断在专业和个人层面上激励着我。

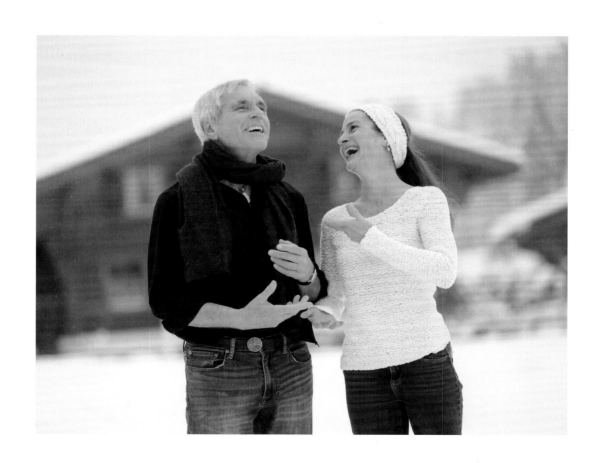

序言

我再次热烈地庆祝凯琳·谷特纳完成了一次富有成果的探索——新书《运动中的解剖列车》！

作为解剖列车的"绘图师"，我沉浸于本书丰富的内容中，就像是见证自己毕生的成果被带入一个全新的境界，那种感受是奇特的，苦乐参半。如果你对筋膜的特性和肌筋膜经线的概念尚不熟悉，这本书会让你从"新时代解剖学"的高度上看到全景；如果你已经是一位熟悉这些概念的"筋膜爱好者"，凯琳这些看似简单的实践方法一定会让你感到震撼，而这些实践将帮助你及他人在数字化的世界中找到一个身体可以有效运作的方法。

凯琳和她的教学团队将最新的筋膜、空间感知和运动学习的研究成果应用于非常实际的操作中，你可以将这套方法用于自我护理、一对一的指导或团体课的动作教学上。从更广义的角度来说，在这个"人工"智能和"合成"生物学的时代，凯琳的成果可以进一步满足我们对于"身体实践"这项要紧但常被忽略的社会需求。

凯琳的许多项教育课程都以安全的动作练习为基础，不仅涉及拉伸或力量训练，而且包含放松、意志力及整合。一个整合良好的身体应该具备的不是抵抗性而是恢复性，而恢复性则蕴含一系列的属性——包括承受力、适应性和接纳性。这些都是我们在未来的岁月中，不管是作为个体或是群体所必需的特质。

凯琳本人就展现出了这种柔韧力量。她并非通过强行训练"良好"的身体力学机制来获得今天的成就，而是通过展示她内在的力量，让力量从核心绽放到表面，进而辐射到整个世界。她会引导你亲身经历这个过程，让你自己的力量蓬勃生长。

托马斯·迈尔斯

美国缅因州克拉克湾

2023 年 6 月

目录

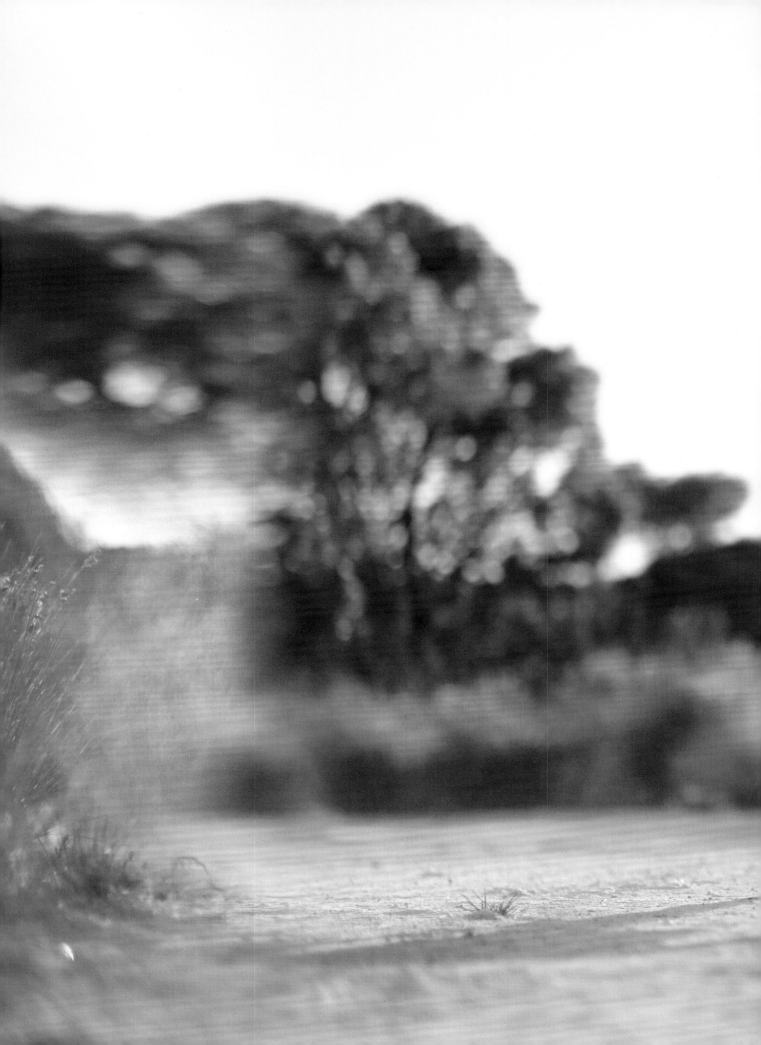

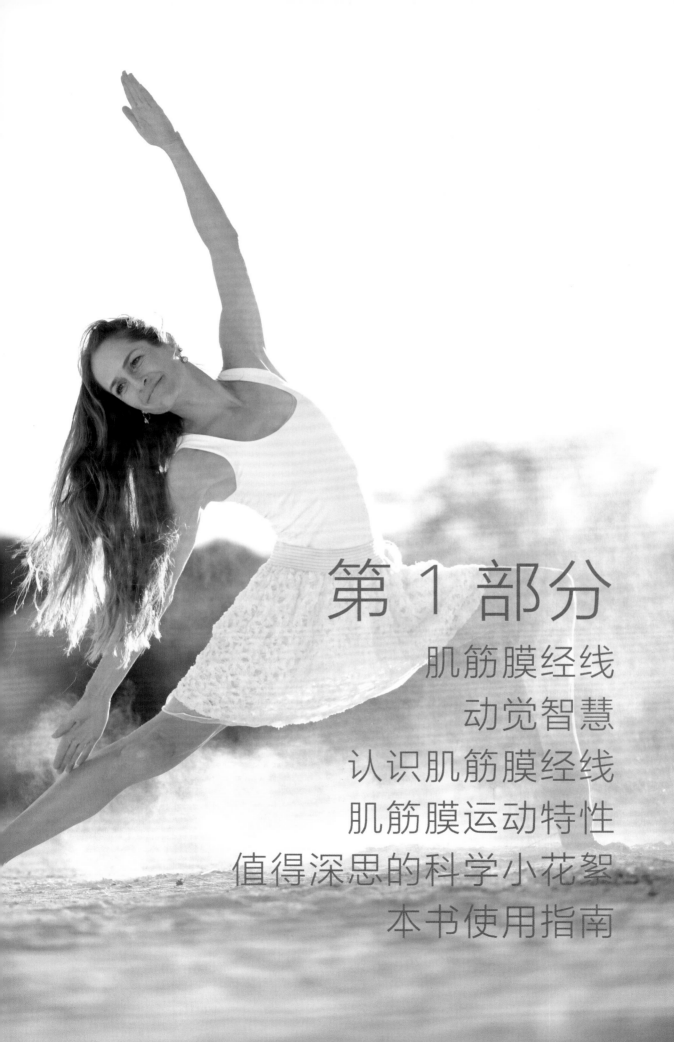

第 1 部分

肌筋膜经线

托马斯定义了 12 条肌筋膜经线，而它们的命名灵感是来自环绕地球仪的纬线和经线。尽管与针灸经络有些重叠，但解剖列车肌筋膜经线是以现代解剖学为基础定形的（Myers, 2021）。

顾名思义，肌筋膜经线就是串联肌肉与筋膜的路线。这些经线借助机械性传导，实现力量长距离的传递、身体的动态稳定和从头到脚的动作协调。它们也影响自我感知身体的方式以及对感情色彩的感受。在结构和功能上，肌筋膜经线与骨骼相连，并与神经系统密切相关。

无论是日常活动、垫上练习或运动中那些简单或复杂的动作，都涉及肌筋膜经线的相互作用。这些相互作用越接近动态平衡，动作就越有效率。在筋膜运动中，我们利用练习和动作序列，特意将每条经线先单独分开训练再逐渐整合，以提升身体的整体功能和身心健康。

12 条线

1. 后表线（Superficial Back Line，SBL）
2. 前表线（Superficial Front Line，SFL）
3. 体侧线（Lateral Line，LL）
4. 螺旋线（Spiral Line，SPL）
5. 后功能线（Back Functional Line，BFL）
6. 前功能线（Front Functional Line，FFL）
7. 同侧功能线（Ipsilateral Functional Line，IFL）
8. 臂前表线（Superficial Front Arm Line，SFAL）
9. 臂前深线（Deep Front Arm Line，DFAL）
10. 臂后表线（Superficial Back Arm Line，SBAL）
11. 臂后深线（Deep Back Arm Line，DBAL）
12. 前深线（Deep Front Line，DFL）

手臂表线和手臂深线在动作中会自然地相互作用和协作，我们通常统称它们为"臂前线"或"臂后线"。如果臂前表线和臂前深线被视为一组，我们会简称为臂前线（Front Arm Lines，FALs）。"臂后线"（Back Arm Lines，BALs）就是臂后表线和臂后深线的组合。当我们把所有的手臂线视为整体时，会用"手臂线"（或 ALs）来称呼。

在书中，肌筋膜经线也会不时用"线"这一字来替换使用。

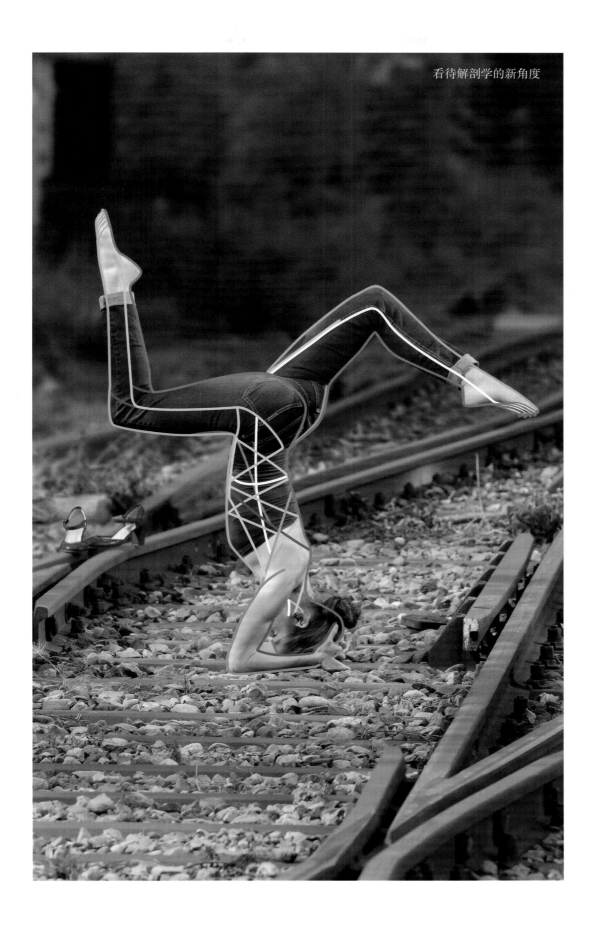

看待解剖学的新角度

肌筋膜经线分组

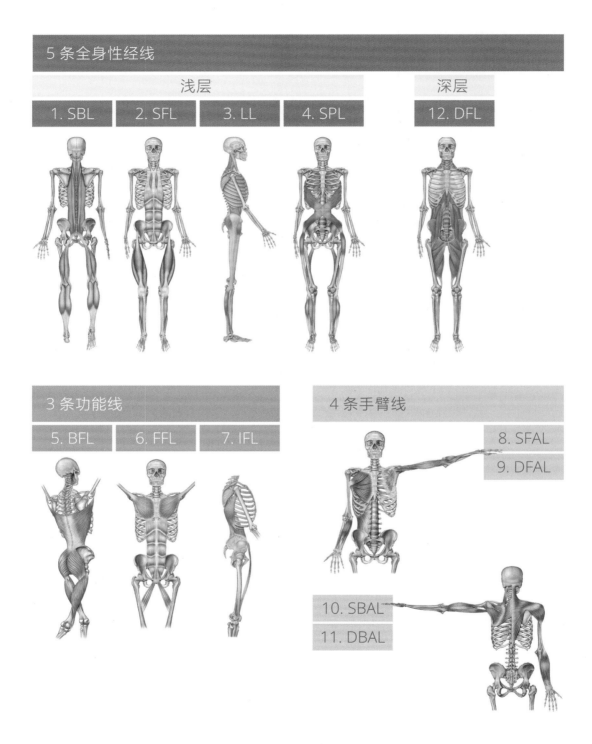

5 条全身性经线

浅层				深层
1. SBL	2. SFL	3. LL	4. SPL	12. DFL

3 条功能线

5. BFL	6. FFL	7. IFL

4 条手臂线

8. SFAL
9. DFAL

10. SBAL
11. DBAL

排版和用语

如果你很熟悉托马斯的《解剖列车》一书，就会发现本书中肌筋膜经线的出现顺序与《解剖列车》中的略有不同，这是为配合动作练习场景，呈现我们对肌筋膜经线和其体现的动作的看法。

- 经验表明，先关注后表线和前表线会带来更大收益。
- 进而扩展到可抱紧全身的体侧线和全方位覆盖的螺旋线，这是一个自然的进阶过程。
- 由于后功能线、前功能线、同侧功能线、体侧线和螺旋线共同协作，因此它们是下一个主题。
- 两个原因让我们把手臂线放在此处：一是它们与功能线的协作和与前深线的感知关系；二是在本书中我们探索人体解剖和其功能的逻辑是由外到内的，因此表层的手臂线先于深层的手臂线。
- 前深线可以最先也可以最后被介绍。最先介绍是因为它对其他经线的姿势平衡和动作效率有很重要的影响；最后介绍是因为它是最复杂的肌筋膜经线，需要用点智慧来理解并需要通过动作与觉察来体会。

每一条线都包含右侧和左侧的两条线，它们互为镜像，彼此对齐。通常我们不会刻意去强调左右，但依据不同经线的状况和上下文关系，可能指的是左右两条或是单一经线。

介绍一条经线的解剖结构时大多会从最底部开始，但也有例外。最重要的是记住，在一条经线上，力量可以向任一方向传递。解剖结构的经线分布描述并不反映力的传递方向，只是为了方便记忆而被这样编排。

交通规则

以火车作为比喻，托马斯创造了特定的术语并提供了一些重要的简单规则。

肌筋膜轨道

连续的肌肉和筋膜结构构成了肌筋膜轨道，而肌筋膜轨道可以视作火车轨道，它们是肌筋膜经线的一部分。

连接方式

每一条轨道的肌肉和筋膜都以两种方式连接在一起：结构性或功能性。

结构性连接：
连续

　　代表这一条肌筋膜轨道的筋膜是连续的。

　　力传递是不间断的。

　　每一条肌筋膜轨道都会对其他部分的改变做出响应。例如：后表线。

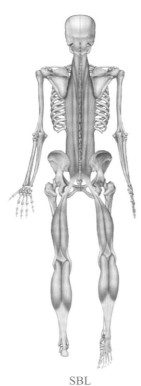

SBL

功能性连接：
不连续

　　在不连续结构中，不会有直接的力传递。

　　由于不连续的肌肉附着在同一块骨上，两个不连续的结构被骨连接起来，因此这块骨成为机械性连接，产生的关节动作则形成功能性连接。例如：前表线。

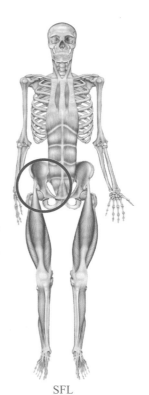

SFL

力传递

有两个主要的规则适用于肌筋膜轨道。二者都有利于力的连续传递。

方向一致

像火车铁轨一样，肌筋膜经线大致直行或逐渐改变方向。例如：后表线、螺旋线。

深度一致

一条肌筋膜经线只在同一平面或以逐渐改变深度的方式移行。例如：后表线、螺旋线。

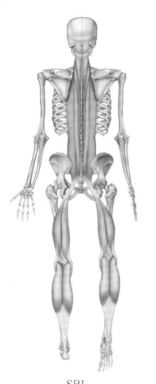

SBL

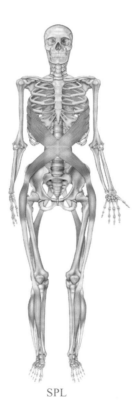

SPL

骨骼车站

骨骼车站就等同于火车站。用在身体上的话，它们是肌腱、腱膜、韧带与骨膜的连接点。

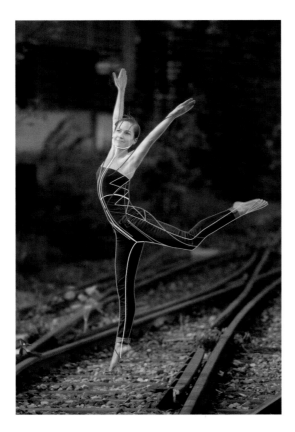

道岔

道岔是肌筋膜轨道汇聚和交叉的会合点。

机车库

机车库是许多肌筋膜轨道所汇聚、交叉、直接相互作用之处。

快车和慢车

快车代表较长、跨多关节和（或）以动作为导向的肌肉。

慢车代表深层以姿势为导向的肌肉。

脱轨

在肌筋膜轨道中，脱轨是一个连接环节，只在特定条件下适用，它打破了一般的解剖列车规则。

5 个要记住的规则

1. 留意骨骼车站和它们的最佳功能。
2. 同时重视肌筋膜轨道上各个肌肉和筋膜结构的功能。
3. 考虑肌筋膜经线的方向与深度。
4. 关注机车库，这是最具影响力的部位。
5. 考虑快车和慢车之间的动作、互动和动态平衡。

筋膜机车库

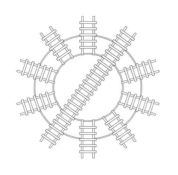

筋膜机车库有着深远的影响力，同时也很容易被影响。一方面意味着它们是影响姿势平衡、动作自由和全身健康状态最关键的部位；另一方面，它们也很容易感受到失衡和感觉障碍，如疼痛。

直接关注机车库本身，可以为局部和远端结构带来正向改变。反过来，认真处理远端结构可以显著提升机车库的功能和活力。

解剖列车系统中标示出了 6 个机车库，而耻骨就是其中一个。从这个骨骼车站为起点，深筋膜向下延伸到盆底肌，向上到腹直肌鞘。虽说盆底肌仅是前深线的一部分，但它与其他 7 条肌筋膜经线有直接的筋膜连接。考虑到这个区域的复杂性，加上我们对腰椎 – 骨盆区域细节的关注，我决定将耻骨机车库划分成两部分：腹部机车库和骨盆内侧机车库。

6 个符合交通规则的力传递机车库：　　　　　1 个符合功能要求的力传递机车库：

1. 足部	▶ 足底筋膜
2. 腹股沟	▶ 髋屈肌筋膜

3. 骨盆内侧	▶ 盆底筋膜

4. 腹部	▶ 腹直肌鞘
5. 下背部	▶ 胸腰筋膜
6. 胸部	▶ 胸骨筋膜
7. 头部	▶ 头皮筋膜

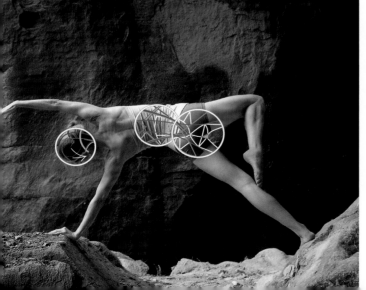

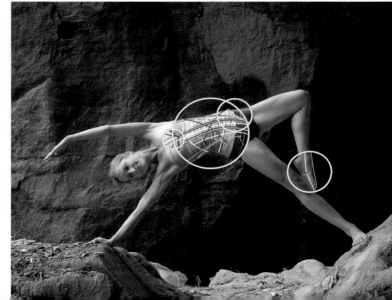

1. 足部：足底筋膜

在足底，多层的足底筋膜从足跟延伸到足趾基底部。

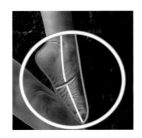

1. ━ 后表线
2. ━ 前表线
3. ━ 体侧线
4. ━ 螺旋线
5. ═ 前深线

2. 腹股沟：髋屈肌筋膜

腹股沟部位在本书被定义为髋部前侧、双腿与躯干连接的部位。想象这个部位，从髂前上棘到内侧的耻骨，再向下延伸至股骨小转子下方的空间。髋屈肌腱集合并以近乎垂直的方向从髋关节前面穿过。因此，这个部位被归类为一个机车库。

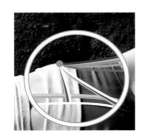

1. ━ 前表线
2. ━ 体侧线
3. ━ 螺旋线
4. ━ 前功能线
5. ━ 同侧功能线
6. ═ 前深线

3. 骨盆内侧：盆底筋膜

与盆底肌相关的多层筋膜从小骨盆内侧延伸。虽然不完全符合前文提到的交通规则，但考虑到盆底肌处众多的肌筋膜连接及其对全身的影响，有必要把盆底当作解剖列车机车库的功能补充。

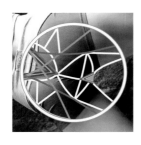

1. ═ 前深线
鉴于对盆底筋膜直接和间接的影响，以下经线可从功能角度考虑：

2. ━ 后表线	6. ━ 后功能线
3. ━ 前表线	7. ━ 前功能线
4. ━ 体侧线	8. ━ 同侧功能线
5. ━ 螺旋线	9. ━ 臂前表线

4. 腹部：腹直肌鞘

多层的腹直肌鞘从骨盆跨过腹部向上延伸至下位肋骨。腹直肌鞘的每一层深层筋膜都与某一层胸腰筋膜相连。这两个有影响力的机车库（腹直肌鞘和胸腰筋膜）形成了环绕腰部的三层肌筋膜"束腰"。

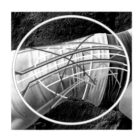

1. ── 前表线
2. ── 体侧线
3. ── 螺旋线
4. ── 前功能线

5. ── 同侧功能线
6. ── 臂前表线
7. ══ 前深线

鉴于对腹直肌鞘直接的影响，以下经线可从功能角度考虑：

8. ── 后表线
9. ── 后功能线

5. 下背部：胸腰筋膜

多层的胸腰筋膜位于下背部的中心位置，向下延伸到髋关节后，向外延伸至腰线，再向上延伸至背部并与肩部连接。就肌筋膜连接的数量而言，胸腰筋膜是解剖列车身体地图中覆盖最多线路连接的扇形车站。

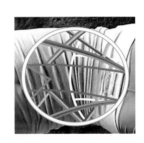

1. ── 后表线
2. ── 螺旋线
3. ── 后功能线

4. ── 同侧功能线
5. ── 臂前表线
6. ══ 前深线

鉴于对胸腰筋膜直接的影响，以下经线可从功能角度考虑：

7. ── 前表线
8. ── 体侧线
9. ── 前功能线

10. ── 臂前深线
11. ── 臂后表线
12. ── 臂后深线

6. 胸部：胸骨筋膜

附着在胸骨上的胸骨筋膜，经常被忽视和低估。胸骨筋膜向上延伸至颈部前侧，向外侧走行到腋下，再向下延伸至腹肌。

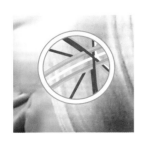

1. ── 前表线
2. ── 体侧线
3. ── 螺旋线
4. ── 前功能线

5. ── 同侧功能线
6. ── 臂前表线
7. ── 臂前深线

请注意，局部相关运动包括胸锁筋膜按摩都会影响以下经线：

8. ══ 前深线

7. 头部：头皮筋膜

多层的头皮筋膜像泳帽一样贴合颅骨，包裹着整个头部。

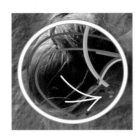

1. ━ 后表线
2. ━ 前表线
3. ━ 体侧线
4. ━ 螺旋线
5. ━ 臂后表线
6. ━ 臂后深线
7. ━ 前深线

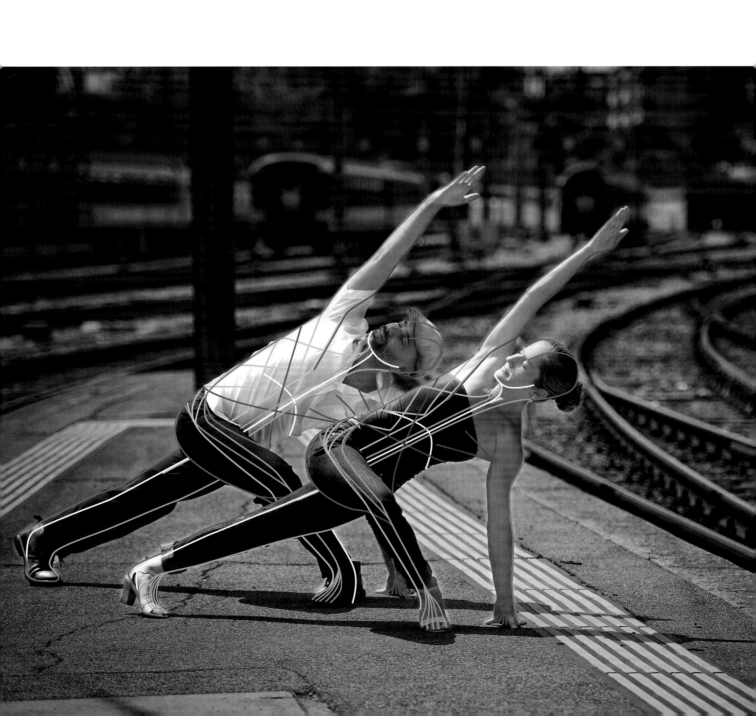

快车和慢车

快车较长并以动作为导向，相对应的是位于深层并以姿势为导向的慢车，两者之间的动态平衡及协调的相互作用，对于身体轻松有效率地运动非常关键。如果一组肌肉表现不佳、僵直或紧绷，则相关的肌筋膜结构就会承受不均匀的负荷，另一组肌肉就会产生代偿。为了说明快车和慢车的概念，让我们来看一个常见的失衡情况，以及可能的解决方案。

请注意，在动作中快车和慢车应该以流畅且同步的方式产生协作。腘绳肌、竖脊肌或其他快车肌肉可能会作为运动肌或是稳定肌被募集，取决于活动的类型和身体的负荷。快车和慢车肌肉在解剖学上并非绝对区分，但这一概念有利于实践练习。

超载的快车，被遗忘的慢车

腘绳肌跨越髋关节和膝关节。在功能上该肌肉有双重作用——它们使腿部运动的同时，也让骨盆能够在移动的双腿之上保持动态稳定。基于这一点我们将腘绳肌视为多关节快车肌肉。

如果我们把腘绳肌群想象成一列从一座大城市行驶到另一座大城市的快车，如从北京（坐骨）到广州（腓骨头和胫骨内侧髁）的列车。这是一条繁忙而且乘客众多的热门线路，出行高峰期经常客满且劳顿不堪。从身体的角度来说，腘绳肌经常被过度使用且紧绷。那么解决的办法是什么呢？一个常见的答案就是拉伸。拉伸没有什么不对，但这个方法只是类似"帮列车增加一节车厢"来暂时缓解紧张情况。我之所以说暂时，是因为我们许多人都体验过这种策略效果的短暂性。但我们需要更持久有效的解决方法，而解决方法需要在更深的层面探求。

原则上，承受慢性过度负荷的结构需要得到支撑，而强大的大收肌就是腘绳肌的筋膜支撑。大收肌与股二头肌的短头一起形成了一个非常有效率的慢车肌群，并且同腘绳肌快车等长。回到上文列车线路的例子，大收肌从北京（坐骨）行驶到郑州（股骨粗线），与股二头肌的短头相连处，然后继续行驶到广州（腓骨头和胫骨内侧髁）。当这列慢车正常运行时，腘绳肌的负荷会减轻，不存在过度拥挤状况。对乘坐快车和慢车的所有乘客，包括运营这两条线路的你来说，旅程会更加愉快。从身体感觉上来说，这代表一个状态良好的大收肌会动态地把骨盆稳定在股骨上，并与股二头肌的短头合作，将力量上下分散到腿部的后侧。这使得腘绳肌可以自由活动，而不是紧紧抓住骨盆并独自承受大部分负荷。

训练考量

当你发现了紧绷、僵硬或功能失调的快车肌肉时，可以沿着相应的肌筋膜经线上下排查该经线中是否存在着失衡。同时了解一下深层慢车肌肉的状况，它们可能没有提供全身运动肌必要的核心支持，导致这些快车肌肉不能有效而轻松地发挥功能。给这些慢车肌肉一个机会，让它们发挥功能并减轻快车肌肉负荷——肌筋膜经线会因此而感激你。

动觉智慧

我们的经验会帮助我们重塑肌筋膜经线。换句话说，我们无意或有意地感受、思考、记忆、预测，然后这些意识驱使我们站立、移动和做出特定行为。到目前为止，我们大致明白了什么是肌筋膜经线，现在让我们看看它们如何影响我们的生存方式。

作为感觉器官的肌筋膜系统

若将大脑视作认知智慧的主要器官，筋膜系统就是动觉智慧的主要器官。高密度的感觉感受器让筋膜拥有独树一帜的自我感知能力。从比例上来看，筋膜中的感觉感受器数量超过了眼睛和皮肤中的数量（Schleip, 2022），因此我们可以宣称筋膜系统是身体中最具影响力的感觉器官之一。

KQ

动觉智慧，或称为动商（Kinaesthetis Quotient，KQ），是一种天生的、可训练的内在认知——它促使动作发生，并支持生存和成长。它包括本体感觉的技巧，也就是恰当协调动作的技能，和内感受的清晰度，以感受到身体和情绪状态并能够以健康为导向做出反应。肌筋膜经线既具有本体感觉功能，又具有内感受性。

本体感觉的技巧

在与神经系统的合作下，肌筋膜经线利用筋膜和肌肉的本体感觉能力来协调肌肉活动。系统的协调性和结构平衡越精细，身体的动态稳定和运动就越轻松和高效。

每条经线都具有特定的姿势和动作功能，并与其他经线相辅相成。这些本体感觉活动在专门介绍各个肌筋膜经线的章节中都有详细描述。

内感受的清晰度

内感受将身体和心灵、躯体和大脑、筋膜系统和神经系统结合在一起。内感受的信息来自生物体内部，其每个时刻都被大脑赋予意义，最终融合，我们称之为感觉。我们在当下这个时刻在身体内部所感觉到的，是我们当下状态的情感融合，带着一丝记忆和一丝期待。从肌筋膜经线的角度来看，代表着我们通过这些经线来记忆、感知和预测。

认识肌筋膜经线

感觉属性

　　根据我自己的经验，每一条肌筋膜经线都可以唤起独特的感觉。我第一次意识到这种难以解释的现象所带来的深远影响，是在我参加"解剖列车结构整合"课程学习期间。培训的最后一部分分为三个模块，每个模块专注于一组特定的肌筋膜经线。在几个月时间里，我前往韦斯顿格林学习，每次集中思考和体验 1~2 条身体肌筋膜经线。在英格兰的那些日子让我有了意想不到的领悟（既充满期待又意想不到）。其中一个领悟就是内在感觉。我注意到了我们的集中治疗方法对感觉产生的影响和连锁效应。我在韦斯顿格林的市政厅里注意到了这一点——长时间专注于一条肌筋膜经线似乎唤起了特定的情绪状态和能量转移。在接下来的几周里，当我回归日常生活后，我还是持续感受到这一点。对我来说，思考难以言喻的事物需要时间和空间。因此，我没有与我的同事或老师分享这些观察结果。相反，我静静地继续体验、观察、倾听、思考和探索。在奇妙的状态下，我们对周遭世界（或在本例中所指的是我们的内心世界）的美丽、复杂性和神秘性有了更进一步的认识和欣赏。惊奇、喜悦和谦卑交织在一起，希望了解为什么某些情绪经验与某些肌筋膜经线的体现结合在一起并不断重复出现。

　　我找到了两种方式来实践这个以练习为导向的模块课程——第一种是为每个模块选择一系列的练习，以平衡的方式考虑所有的肌筋膜经线。这种方法的好处是可以促进更多样化的感官体验。随后几年我确实开发了一门这样的课程，且至今仍然非常有效。然而我在 2011 年选择了第二种方式——只在每个模块中突出显示特定的一条肌筋膜经线——这是很棒的决定。直到今天，我仍坚信将注意力集中在一条或两条经线上是深入理解它们的结构、功能和关系的有效途径，除此之外也可以揭示它们在整个筋膜系统中的作用。这种方法可以，而且通常也会促进我们体验由肌筋膜经线唤起的独特感受。

　　对这些主观和有所侧重的观察，我选择了对应的词汇对不同感受进行描述。我会在每个章节的开始分享与各条经线相关的"感觉属性"。

　　因为感觉是非常个人的事情，我相信各位亲爱的读者会想知道这对你个人到底代表着什么意思。坚韧的后表线真的能让你立足当下，并能让你更加勇敢地面对纷繁世界吗？具有保护性的前表线由于过度的戒备感真的会影响你的姿势吗？而提升这条线会增强你的勇气吗？体侧线真的会改变你对身体内部和周围空间的感知方式吗？螺旋线真的可以让你清醒或放松吗？前深线真的可以增强你的真实性，让手臂线"拥抱"你真正想要的并放下那些不再对你有用的事物吗？我不知道什么才是你的真实感受。只有一种方法可以找到"你身体的真实状况"：保持好奇，去注意肌筋膜经线在你身上所唤起的感觉。珍惜你的观察结果，但保持轻松的态度，我也是这样身体力行的。在你的头脑中为不同的体验和新的见解保留所需的空间。

肌筋膜运动特性

我们会在各个肌筋膜经线相关章节中提到 12 条肌筋膜运动特性。肌筋膜运动特性基本上描述了筋膜固有特质，这些特质与筋膜在运动中的作用和成就相关。肌筋膜运动特性在《筋膜聚焦》(*Fascia in Focus*)(Karin Gurtner, 2024)一书中有详细的讨论，因此这些细节并不在《运动中的解剖列车》包含的范围中。以下是一个简要概述以提供参考。

1. 抗拉强度

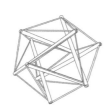

肌筋膜具有固有张力，这让组织有了可调节的稳定性和抗撕裂性。筋膜张力网与骨骼一起，形成了一个具有张力特质的整合结构。一个张拉整体，如我们的身体，是具有弹性且节能的结构，无论拉力方向和重力如何改变，都能保持、改变和恢复其形态。

2. 肌肉协作

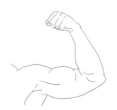

肌肉是运动的动力来源，它嵌在筋膜内并在功能上与筋膜相连，每一个动作都与肌筋膜相关。为了保持筋膜系统和肌肉之间的动态平衡，肌肉需要强壮、灵活，并具有放松的能力。

3. 力传递

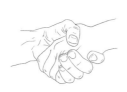

筋膜在肌肉内、肌筋膜经线，以及与之平行的相邻肌筋膜结构中串联传递力。通过这种机械传导方式，筋膜促进了对局部事件的全身反应，提高了运动效率，也减少身体单一部位的负荷。

4. 适应性

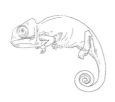

肌筋膜适应性非常强，且终生如此。它的适应性使得身体姿势和动作模式能够逐渐重塑并以最佳方式支撑身体，并在已知和未知的动作发生时能够即刻做出反应。

5. 多维性

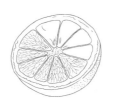

虽然某些筋膜结构的纤维结构是单向的，但它们仍属于多维组织网络的一部分。多维性结合了三维和节律，赋予我们在各个方向以不同的速度和强度自由移动的能力。

6. 流动性

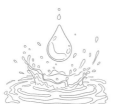

筋膜是充满液体的系统，是细胞的水生栖息地。筋膜内的液体流动会改善健康、增加活力和提高身体自我修复能力。

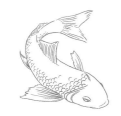

7. 滑动性

筋膜是具有滑动性的系统，其中疏松含水层组织在肌筋膜结构内部和其他筋膜结构之间提供滑动层。滑动会提高整体运动的轻松性和身体觉察能力。

8. 弹性

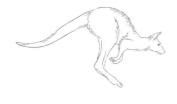

筋膜具有储存动能的能力，也就是筋膜可以弹性延长（增加张力）和回弹（回到原本的长度），以增加在执行振荡动作时的弹力和轻快感。弹性有助于提高效率、力量和对运动的喜爱度，是身体和心灵的无价之宝。

9. 伸展性

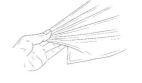

织物及其改变的形状代表了筋膜的伸展性。牵拉织物的手描绘了筋膜伸展是利用外力的刻意行为。

10. 张力调节

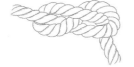

筋膜会自我调节张力或硬度。因此它可以基于功能需求调节身体在稳定性和柔韧性以及兴奋和放松不同状态之间的动态平衡。

11. 动觉

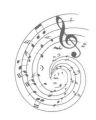

动觉（Kinaesthesia），也就是对运动的感觉，包含了本体感觉和内感受。本体感觉让身体力线和动作达到协调；内感受让我们更容易体会到身体感知的特质及其情绪色彩。这两个感觉协同作用表现为流畅协调的动作、具象化的情感和鲜明的内在自我意象。

12. 神奇奥妙

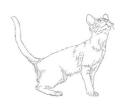

好奇的猫被比喻成好奇心，这种好奇心是由对身体、思想、心灵、自然、艺术、精神体验或新奇想法的复杂性的神奇感所引发的。就像猫咪探索新领域一样，筋膜的奇妙之处也促使人们不断学习并在身心理解上获得新发现。

灵活机动的实践指南

本书在每个解剖描述下所列出的"筋膜运动特性"，可被视为实践中的参考要点。换句话说，实践证明在练习中强调这些"筋膜运动特性"是有用的。你可以将这些清单视为灵活机动的指导方针，并根据你的知识、技能和经验对其进行调整。

值得深思的科学小花絮

我一向强调这本书是以科学为基础并以经验为依据，绝非反向而行。我和海蒂（Heidi）既不是、也不会假装我们是在进行研究。然而在与身体相关的日新月异的研究中，我们确实在持续关注筋膜领域的研究成果，以及其中与《解剖列车》和《筋膜运动》相关的信息。这些信息量非常庞大，而我们今日认定的事实明天可能就会被改变。不像药品或侵入式治疗一样需要被官方认证才能应用，将对肌筋膜的认知简单应用于运动，就能受益无穷。部分肌筋膜经线章节末尾会附上一个段落，和读者分享一些学术研究的方向，而这些研究对我的方法产生了影响。对于那些热爱科学的人来说，海蒂和我希望它会激起你的兴趣并让你去深入探索。对于其他人来说，就让它启发你并拓宽你的视野吧！

本书使用指南

通过资源导向的整合动作来理解和体现肌筋膜经线身体地图，可以说是一项野心勃勃且回报丰厚的投资。说它野心勃勃是因为要理解解剖关系和肌筋膜功能非常复杂——它们既不是日常对话的一部分，也不是主流的专业教育课程内容。说它回报丰厚，是因为有关认知和躯体学习的过程会强化大脑、肌肉和筋膜的力量、敏捷性和觉察能力。这对于心灵、身体，甚至情感活力都大有助益。

留存和参考

我鼓励每一位严谨的解剖学探索者将本书的某些内容铭记在自身的认知记忆和身体记忆中，加以留存。每章中的其他信息则可以视作参考资料。每个部分都会以两种不同的图示标记，以便区分信息类型。

 留存

 参考

肌筋膜经线章节概览

认识肌筋膜经线
- 感受各肌筋膜经线的特质。

通过托马斯的视角看经线
- 经线的解剖图。

认识解剖
- 经线叠加在骨骼上的视觉图像，以及骨骼车站和肌筋膜单元的列表。

学习姿势和运动功能
- 经线的各个肌筋膜单元的动态稳定和运动功能。

站上瑜伽垫，解析经线
- 通过静态的解剖学冥想和动态的功能解剖学来使经线具身化。

肌筋膜解剖详解
- 洞察每条经线的肌筋膜结构，其位置、关系、功能和一般训练事项。
- 筋膜运动特性的练习焦点。
- 机车库。
- 前表线的章节将描述功能性连接的意义和实际相关性；体侧线的章节将介绍可帮助理解的类比范例；螺旋线的章节将列出和其他肌筋膜经线所共有的结构；手臂线的章节将对交叉的结构进行概述。

拓宽视野并认识关系
- 经线功能方面的整体观。

值得深思的科学小花絮
- 关于后表线、前表线、体侧线、螺旋线和前深线功能性的研究报告。

学习指南

为了在这个重要的学习过程中支持你，我创建了一个 7 个章节的适用于肌筋膜经线的学习指南。每章都包含 2 周的学习周期，主要是我认为 2 周是一个适宜的时间长度，可提供适当的强度，产生让人满意的成果。尽管如此，请你记住，这只是一个指导而不是强制性的要求。你可以自由调整时间表，找到适合你的生活节奏和学习方式。

《运动中的解剖列车》一书

标记：　　　　开始新的章节时，请拿一张便利贴，在上面写下当下所专注的肌筋膜经线的缩写。将它贴在章节的最开始当作标记，以便接下来继续完成任务。

阅读：　　　　在前 2 周的学习期间，专心读完整个章节。在 2 周结束后再进行一次阅读。

体会：　　　　在 2 周的学习期间，在脑海中反复想象 4 次肌筋膜经线和肌筋膜经线相关运动动作。

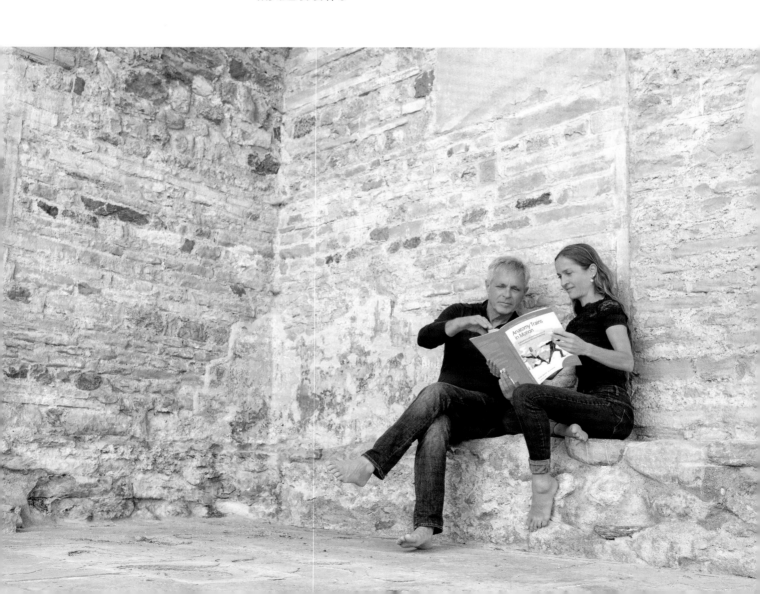

最后一步： 如果你在 2 周阅读结束时对所学的内容的理解和实践（体会）感到满意，把标记保留下来。

如果你还不满意，请将标记取下，提醒自己再重新学习该肌筋膜经线。复习和暂停对你是有好处的。时间的安排由你决定，你也可以先完成其他章节，再重新学习拿掉标记的章节。

随着你一章接一章地学习完各条肌筋膜经线，标签将成为你一步步成功的视觉提醒。希望这能让你获得成就感，并激励你继续学习。当你完成最后一章时，我建议你将标签留在书中。这样一来，每次你拿起这本书时，你会想起自己已经吸收了多少知识并能快速回顾，然后开始更深入的学习。

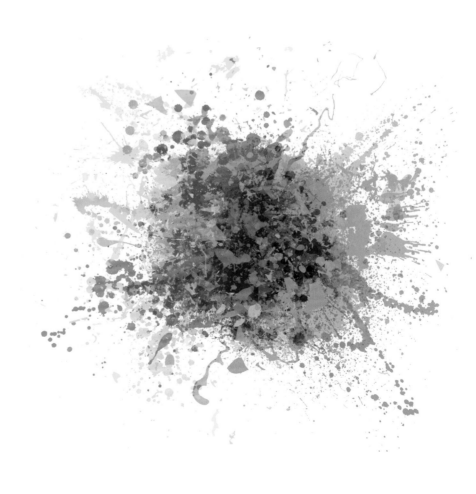

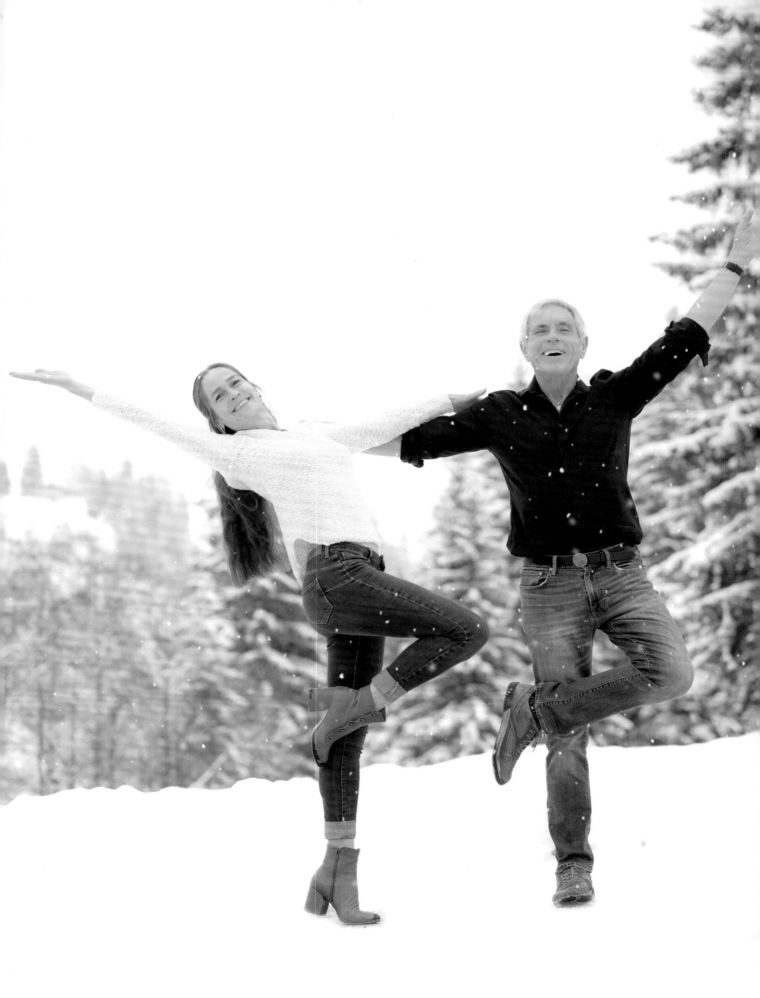

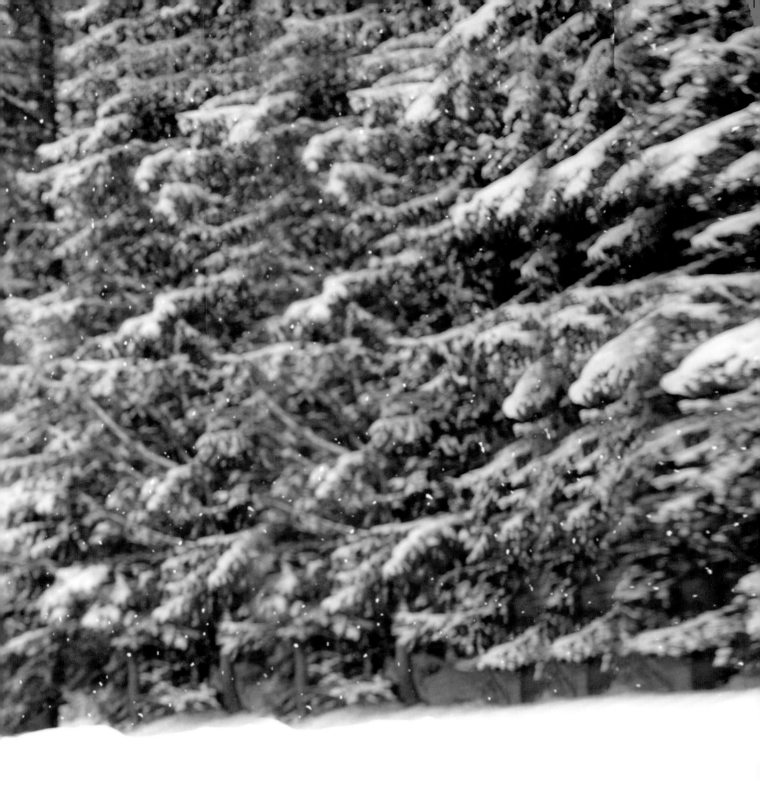

第 2 部分

后表线

心胸宽大的斯多葛[1]

后表线是一条连接身体后侧的连续性肌筋膜经线，沉默但坚毅地支撑着我们的身体。从足趾基底部开始贯穿整个足底，再从足跟向上延伸到整个小腿和大腿后侧，越过骶骨并沿着脊柱向上，直到头部，绕过头顶后向下最终与眶上嵴连接。

1　斯多葛（Stoic）：斯多葛学派哲学家，指恬淡寡欲、不以苦乐为意的坚忍之人。

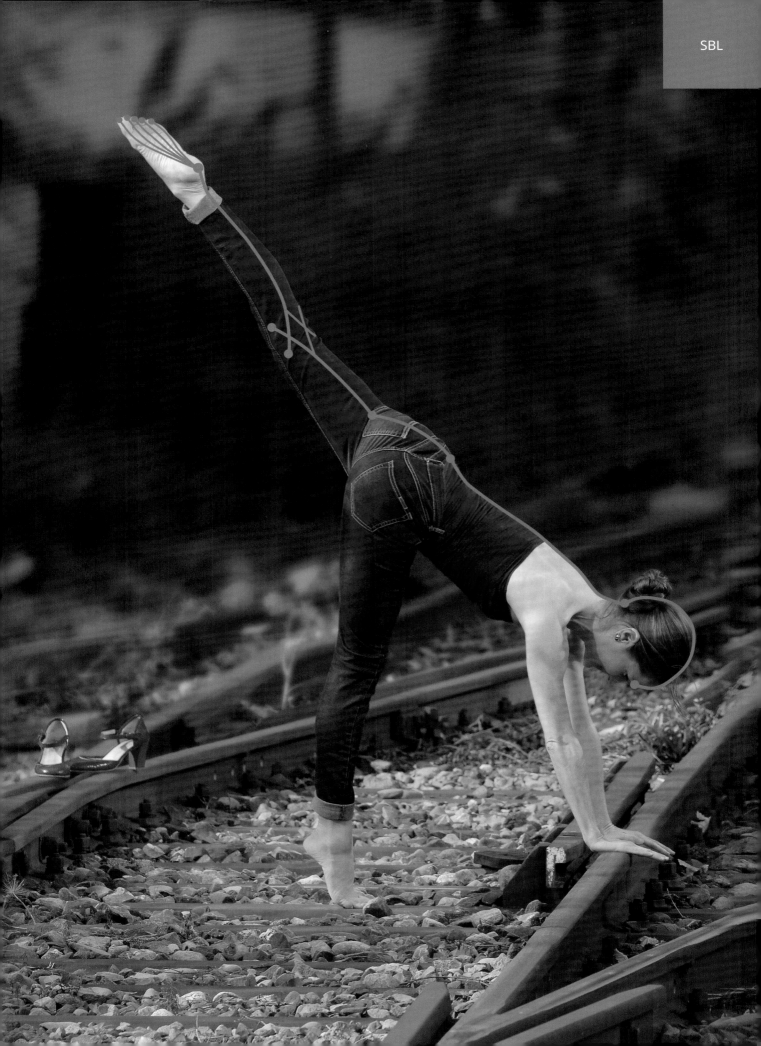

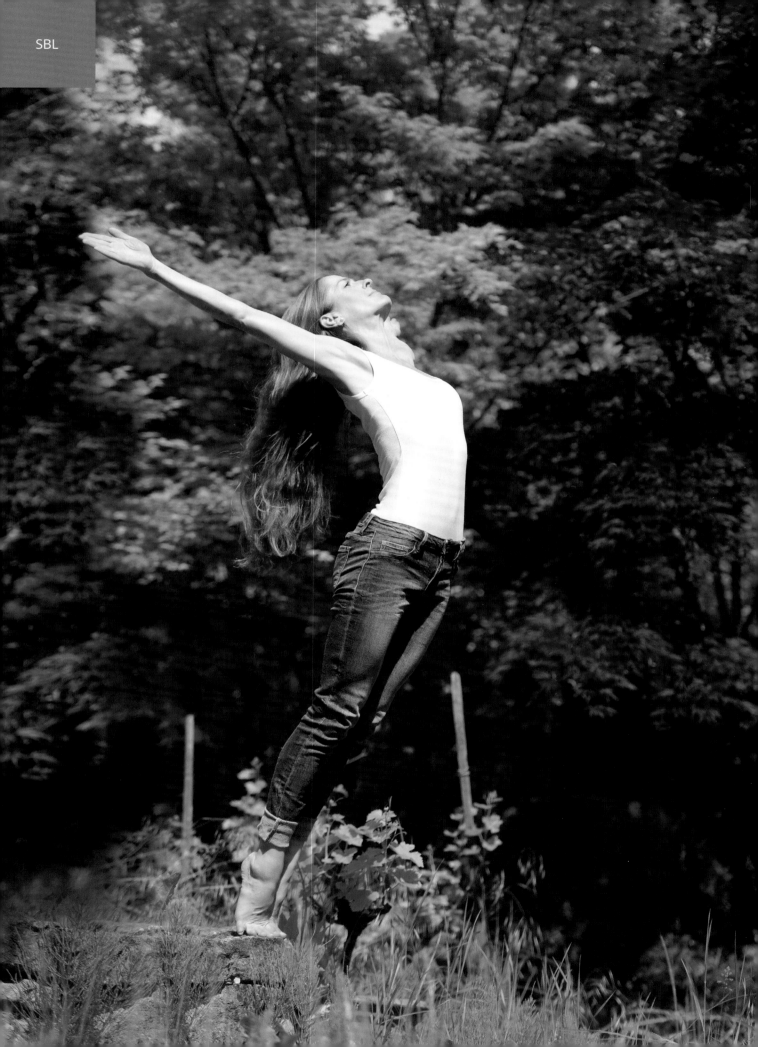

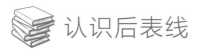 认识后表线

以下是我认为与后表线密切相关的五种感觉属性。

脚踏实地： 脚踏实地具有超强的力量，特别是对生活在充满迷醉社会气息中的我们来说。后表线肌筋膜"气流"从头部一路向下延展到足底，因此可以说这是一条让你在动觉上有"脚踏实地"感的经线。

骨气： 有骨气的人可展现出内在刚正的姿态。后表线包绕脊柱并支撑其动态稳定性，因此可以增强正直、表里如一和坚定的自我感觉。

毅力： 坚持到底需要恒心和毅力。后表线所体现的良好耐力能够支持你追求和实现宏伟、雄心勃勃和具有挑战性的计划和目标。

反省： 如同肌肉和筋膜一样，暂停和反省的能力是需要训练的技能。脚踏实地和骨气支撑我们勇敢地停下来思考，反省过去以看清前进的道路。后表线的深厚力量是反省能力的身体基础。

勇气： 勇气一字的英文"courage"源于拉丁文的"心"。以一颗开放的心去生活是具有勇气的表现。勇气有时也表示愿意示弱——坦然面对难题和可能的糟糕结局、为错误道歉、承认自己的不足。强壮的后表线让心脏后部得到足够的支撑和保护，而在胸前则敞开心扉、乐于接纳。

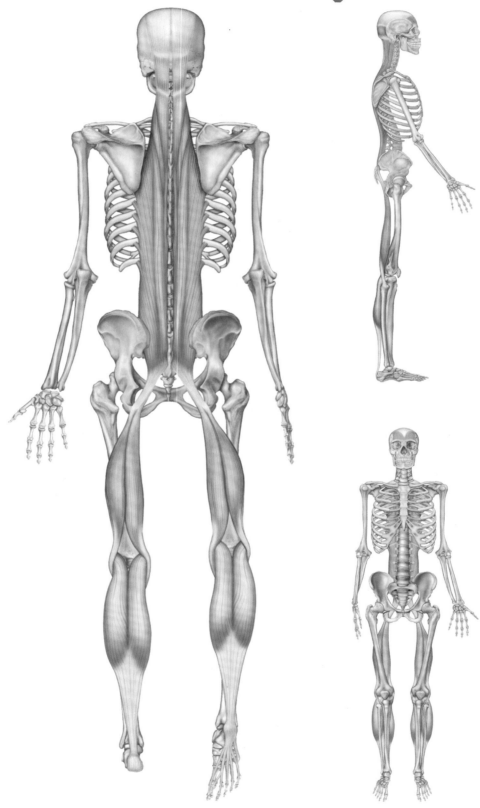

惠允引自 *Anatomy Trains*®& ELSEVIER

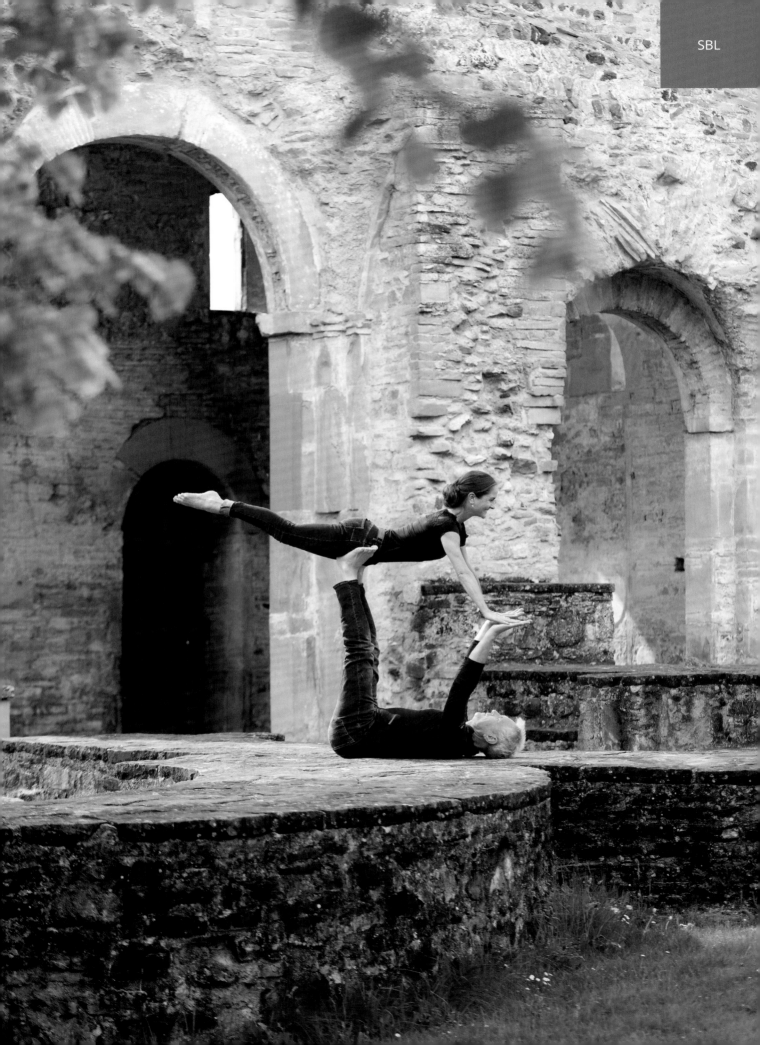

认识解剖结构

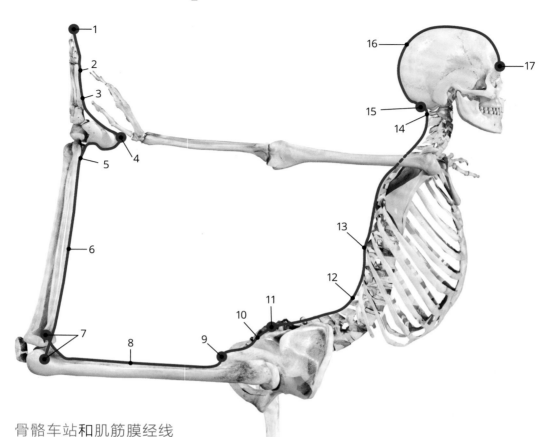

骨骼车站和肌筋膜经线

1　趾骨跖面

2　趾短屈肌

3　足底筋膜

　4　跟骨

5　跟腱

6　腓肠肌、比目鱼肌、跖肌

　7　股骨内侧和外侧髁、腓骨头、胫骨
　　　内侧髁

8　腘绳肌（股二头肌、半腱肌、半膜肌）

　9　坐骨结节

10　骶结节韧带，骶前筋膜

　11　骶骨，脊柱棘突和横突

12　胸腰筋膜（中间层）

13　脊柱伸肌

　　竖脊肌（髂肋肌、最长肌、棘肌）

　　深层脊柱肌群（半棘肌、多裂肌、回旋肌）

　　最深层脊柱肌群（棘突间肌、横突间肌）

14　枕下肌群（头后大直肌、头后小直肌、头
　　　上斜肌、头下斜肌）

　15　枕骨嵴

16　头皮筋膜（帽状腱膜）

　17　额骨，眶上嵴

学习姿势和运动功能

　　这条强壮的经线是以姿势为导向的肌筋膜经线，对我们的日常活动和运动有重要作用。通过脚踏实地的"筋膜气流"和强健的肌肉，后表线支撑着头后侧、胸廓和骨盆以保持身体的直立姿势。日复一日，它以持久的耐力承托着你、支撑着你，让你顶天立地——这是一个相当大的成就，不是吗！

　　后表线的主要动作都在矢状面上，因此我们的重点会放在左右两侧的功能上。

1. 趾短屈肌：	屈曲足趾 减缓足趾伸展并承重
2. 足底筋膜：	足部的动态稳定和减缓足旋前动作 足部弹性 感觉反馈
3. 跟腱：	踝关节弹性
4. 小腿肌群：	踝关节跖屈，减缓足背屈动作 踝关节弹性和屈曲膝关节
5. 腘绳肌：	屈曲膝关节 伸展髋关节，减缓髋关节屈曲动作 髋后侧弹性
6. 骶结节韧带：	骶髂关节的动态稳定性 感觉反馈
7. 胸腰筋膜：	脊柱的动态稳定性 减缓脊柱屈曲动作 脊柱弹性 感觉反馈
8. 脊柱伸肌：	脊柱动态稳定性 伸展脊柱，减缓脊柱屈曲动作
9. 枕下肌群：	头部的动态稳定性 伸展头部，减缓头部屈曲动作 感觉反馈
10. 头皮筋膜：	感觉反馈

　　需注意的是，所有的筋膜结构或多或少都受到本体感受器和内感受器的支配，因此能够提供感觉反馈。

站上瑜伽垫，解析后表线

　　仅仅具有解剖的知识却不加以应用，就等于是占据了记忆的存储空间却对身体没有直接的益处。为了让解剖知识在身体上发挥作用，需要亲自体验。所以请你展开你的瑜伽垫，体会以下序列的练习，有意识地感觉后表线的肌肉和筋膜的个体与连接。

 动作练习：解剖
运动中的后表线解剖

 动作练习：功能解剖
运动中的后表线功能解剖

肌筋膜解剖详解

后表线所有的肌肉和筋膜在结构上相连，使力量能够从足到头或是从头到足连续传递。某一部位的变化会影响整体并可能引起其他所有部位出现反应。

趾骨跖面 · **趾短屈肌** · 足底筋膜

我们足底有短屈肌，即蹈短屈肌和趾短屈肌，分别从 5 根足趾延伸到足跟底部和跟骨。虽然屈曲足趾是趾短屈肌的功能之一，但它们更值得我们关注的作用是在步行中足趾伸展蹬地时帮助承担身体的重量。我们每迈出一步，都会用到这项功能。同样的，这两块肌肉对足部内侧纵弓的动态稳定很重要。

肌肉的长度和力量之间的平衡是非常重要的。两者共同作用才会让我们在行走时或在练习半脚尖（Relevé，日了畏）动作时，即足跟离地，足尖站立，足趾伸展。呈扇形着地的足趾提供了较大的支撑面，这让我们不论是否站在垫子上，都感到更安全和更自信。

筋膜运动特性

抗拉强度 · 肌肉协作 · 适应性 · 动觉

趾短屈肌 · **足底筋膜** · 跟骨 · 跟腱

足底筋膜就像是一张充满胶原蛋白、具有多层结构且敏感的弹簧床，支撑着足弓结构。足底筋膜固有的和强化后的抗拉强度，对于足内侧纵弓和远端横弓的动态稳定性尤为重要。当然只靠力量无法达到足部功能的最佳状态。为了跟随足部关节在行走或进行其他活动时"打开"（旋前）和"重组"（旋后）的功能，足底筋膜需要很好的适应性。在理想情况下，它给我们的步伐增添动能，使之更有弹性。当我们走动时，我们通过动觉感知脚下的地面。

在练习时，我们可以经常通过自我按摩刺激足底筋膜，并通过运动以不同程度和不同的节奏使其绷紧，以保持其反应性、水合状态、强度、敏捷性和弹性。

筋膜运动特性

抗拉强度 · 适应性 · 流动性 · 动觉

机车库：足部

 后表线 · 前表线 · 体侧线 · 螺旋线 · 前深线

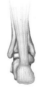

足底筋膜

趾短屈肌

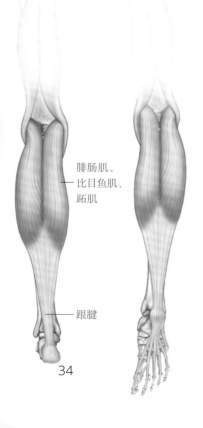

腓肠肌、
— 比目鱼肌、
跖肌

— 跟腱

足底筋膜·跟骨·**跟腱**·腓肠肌

跟腱是一条能传递强大力量的筋膜带，我们每迈出一步都需要它承受巨大的负荷，它不仅连接着足底筋膜和跟骨的骨膜，也延伸到跟骨的骨基质中。跟腱为坚固的底部，坚韧的筋膜向上延伸至小腿后并呈扇形展开。

在进行例如步行、奔跑和跳绳等有节奏和弹性的活动中，跟腱犹如弹弓般提供弹力。跟腱贡献的动能对于运动效率有显著影响，它带来的轻盈感让我们更有动力坚持步行、奔跑和跳绳等运动。

跟腱运动训练清单包括弹跳、跳跃，利用全身重量去增加肌筋膜张力以及通过被动跖屈动作来促进水合以减少张力。不管是单独或联合练习，这些运动都能增强跟腱弹性、抗撕裂性和液体流动。无论是垫上垫下练习，我们的动作都会更有效率，且随着组织恢复速度加快，受伤风险将明显降低。

筋膜运动特性

抗拉强度·力传递·适应性·流动性·滑动性·弹性

跟腱·**腓肠肌、比目鱼肌、跖肌**·股骨髁·腓骨头和胫骨内侧髁·腘绳肌

腓肠肌是跟腱与腘绳肌之间最直接的肌筋膜连接。位于腓肠肌下方的比目鱼肌和膝关节后侧小的跖肌，由于功能相似也包括在这一部分后表线中。这3块肌肉的筋膜都与跟腱相连。作为同一组肌肉，也称为小腿三头肌，它们负责踝关节跖屈，并且与筋膜一起减缓背屈动作。腓肠肌与跖肌一起协助膝关节屈曲。

保持以上肌肉的良好状态和平衡是我们在垫上练习的主要目标之一。

筋膜运动特性

肌肉协作·流动性·滑动性·弹性·动觉

腓骨头、胫骨内侧髁·**腘绳肌**·坐骨结节·骶结节韧带

在大腿后侧，从坐骨延伸到腓骨头和胫骨内侧髁，就会出现第三个三块肌肉的组合。这组肌肉被称为腘绳肌，也就是股二头肌、半膜肌和半腱肌这三块肌肉的组合，它们帮助膝关节屈曲，并在膝关节屈曲时轻微旋转胫骨。腘绳肌上段能够伸展髋关节，并与筋膜一起减缓髋关节屈曲。具有弹性的腘绳肌筋膜能为步行和奔跑等节奏性的髋关节运动提供动能。为了让腘绳肌可以达到游刃有余的状态并发挥最佳功能，外侧的股二头肌必须与内侧的半膜肌和半腱肌相互滑动。

以增强筋膜弹性和滑动性为目标的练习，会同时实现肌肉力量和长度的动态平衡，这使身体获得远超练习目标的益处。

筋膜运动特性

抗拉强度·肌肉协作·适应性·流动性·滑动性·弹性·可塑性·动觉

腘绳肌·坐骨结节·**骶结节韧带**·骶骨·**骶前筋膜**·胸腰筋膜·脊柱伸肌

被坚韧的筋膜覆盖着的骶骨是一个中央骨骼车站。骶结节韧带与腘绳肌筋膜相连，从坐骨结节延伸至尾骨和骶骨，一直到髂骨后侧。它有助于骶髂关节的动态稳定，并在骨盆和脊柱之间形成稳固的连接。骶结节韧带和骶前筋膜的最表层纤维具有力传递的功能，这使得腘绳肌、胸腰筋膜和脊柱伸肌之间能够进行机械传递，这对于后表线的下半部和上半部之间的协作必不可少。

在练习垫上动作时，为"触及"骶结节韧带，我们可以增加后表线下半部的肌筋膜张力，尤其是腘绳肌筋膜和（或）后表线的上半部，特别是胸腰筋膜和腰椎伸肌的肌筋膜张力。自我按摩练习对于局部刺激骶结节韧带并将其带入我们的动作感觉中非常有效。

筋膜运动特性

抗拉强度·力传递·动觉

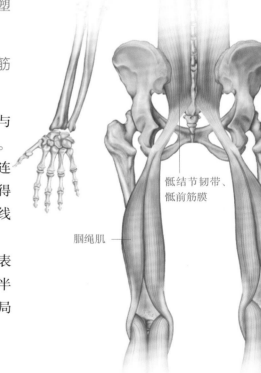

骶结节韧带、
骶前筋膜

腘绳肌 ——

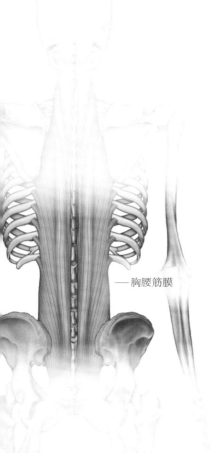

——胸腰筋膜

骶结节韧带·骶骨·骶前筋膜·**胸腰筋膜**·脊柱伸肌

　　骶前筋膜向上延伸就到了胸腰筋膜，而胸腰筋膜是一个多层的强大机车库，对全身具有相当强的影响力。作为力传递中枢，胸腰筋膜将筋膜张力分布到整个身体中。胸腰筋膜可区分为三层：表层（后侧）、中层和深层（前侧）。

　　这三层筋膜都覆盖身体躯干的后侧、前侧并向上连接肩部，甚至跨过髋部向下连接到腿，并深入骨盆。胸腰筋膜具有丰富的神经支配，因此对于本体感觉信息和内感受十分敏感，后者的感觉包括不适、紧绷和疼痛，亦包括放松、舒适和身心平衡。胸腰筋膜必须维持在动态平衡的状态方能运作良好，也就是说维持胸腰筋膜张力的肌肉需要达到动态平衡。除此之外，深筋膜层需有足够的抗拉强度和适应性，同时肌筋膜层之间的滑动也是不可少的。为了有效促进运动协调性和身心健康，无论在垫上还是垫下练习，具备细致的本体感觉和清晰的内感受都非常重要。

　　在简要介绍了胸腰筋膜之后，让我们从后表线的视角再来看一下它。尽管脊柱伸肌是在由中层和表层筋膜形成的肌筋膜间室中滑动，但中层与脊柱伸肌（尤其是髂肋肌、最长肌和多裂肌）最紧密相关。

　　我们需要不断通过主动屈曲脊柱来增强脊柱的持续直立性，这个方法乍听之下似乎很反直觉。但当我们了解到，胸腰筋膜需要规律的施加张力和去除张力，以维持良好的组织结构、强度、水合状态和动觉意识时，就有足够的理由这么做了。

筋膜运动特性

　　抗拉强度·肌肉协作·力传递·适应性·流动性·滑动性·弹性·张力调节·动觉

机车库：下背部

后表线·螺旋线·后功能线·同侧功能线·臂前表线·前深线…（前表线·体侧线·前功能线·臂前深线·臂后表线·臂后深线）

骶骨 · 骶前筋膜 · 胸腰筋膜 · **脊柱伸肌** · 枕下肌群

　　后表线被包裹在胸腰筋膜中，涵盖了从浅到深的所有脊柱伸肌。脊柱运动主要涉及强大的脊柱伸肌（髂肋肌、最长肌、棘肌），以及坚韧的多裂肌和回旋肌。如缆绳一样的坚脊肌使脊柱能够伸展并且控制脊柱的屈曲。当背部负荷较重时，它们还能帮助全方位维持脊柱稳定。相比之下，刻苦耐劳的多裂肌和回旋肌以灵活适应的方式全天候稳定脊柱。这些深层的脊柱肌肉还参与脊柱的分节伸展和旋转。为方便说明，我们将短的多裂肌和回旋肌视作"慢车"；将长的竖脊肌视作"快车"。当它们彼此配合良好时，位于深层的以姿势为导向的"慢车"最能有效支持和卸载表层"快车"承受的压力。这种协作使竖脊肌在只有需要承重时作为稳定肌，其他时候都能自由地让脊柱高效运动。

　　实践经验显示对"慢车"和"快车"采取差异化训练是有效的。"慢车"对强调脊柱节段性的低负荷核心稳定运动反应良好，"快车"则需要接受额外负荷的挑战才能发挥最佳功能。垫上、运动场和日常生活中结合的差异化练习，会赋予我们的背部绝佳的耐力与力量。

筋膜运动特性

　　抗拉强度 · 肌肉协作 · 力传递 · 适应性 · 流动性 · 滑动性 · 弹性 · 动觉

机车库：下背部

 后表线 · 螺旋线 · 后功能线 · 同侧功能线 · 臂前表线 · 前深线…（前表线 · 体侧线 · 前功能线 · 臂前深线 · 臂后表线 · 臂后深线）

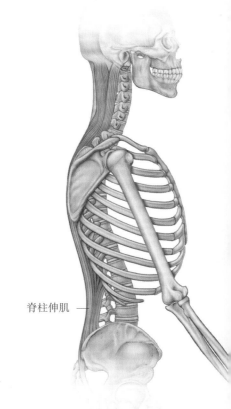

脊柱伸肌

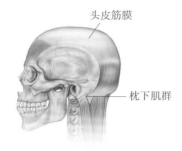

头皮筋膜

枕下肌群

骶骨·骶前筋膜·胸腰筋膜·脊柱伸肌·**枕下肌群**·枕骨嵴·头皮筋膜

枕下肌群在上颈部呈星形排列，包含4组肌肉：头后大直肌、头后小直肌、头上斜肌和头下斜肌。作为一个整体，这一组肌肉使头部可以在脊柱上方维持动态稳定，帮助头部旋转、后伸和前伸。就功能来说，枕下肌群与眼睛相关。视觉和头部定位会相互影响。"星形枕下肌群"在后表线中被视为功能中心，也就是任何枕下肌群的变化，无论好坏或是否有意为之，都会影响到整条经线。

觉察枕下肌群是练习中的要点。一旦我们意识到它们的存在，就可以逐渐获得或重获平衡。我们希望如同用柔和的目光去探寻或像触摸丝绒般感觉枕下肌群具有的自如长度和温和力量。

筋膜运动特性

肌肉协作·伸展性·张力调节·动觉

枕下肌群·枕骨嵴·**头皮筋膜**·额骨、眶上嵴

大部分头皮筋膜（或称帽状腱膜）都不是肌肉，它覆盖在颅骨上，就像一顶贴合的泳帽一样。它是后表线的最上端，将我们身体的后侧与前侧相连。为了发挥最佳功能，头皮筋膜需要有一定的适应性，以及相对于下层结构的滑动性。我们可以通过加强后表线其他部位的觉察力和进行大量运动来促进这两个特性以及动觉智慧（没错，你头部周围的筋膜也具有身体感知力！）。

筋膜运动特性

适应性·滑动性·动觉

机车库：头

后表线·前表线·体侧线·螺旋线·臂后表线·臂后深线·前深线

做得好，
奖励时间到了！

从整体认识彼此的关系

在详细探索这条经线中的单个肌肉和筋膜结构之后，让我们以整体角度来看后表线。

身体的原生曲线与次生曲线

原生曲线与次生曲线的概念通常只适用于脊柱。然而解剖列车则将其更广泛地应用于全身，以便进行姿势平衡的评估。

原生曲线或多或少都是由骨骼结构的形状维持的，而次生曲线则主要依赖肌筋膜的活动来维持。

原生曲线：	枕骨：	骨骼形状
次生曲线：	颈椎前凸：	肌筋膜活动
原生曲线：	胸椎后凸：	骨骼形状和肌筋膜活动
次生曲线：	腰椎前凸：	肌筋膜活动
原生曲线：	骶骨：	骨骼形状
次生曲线：	膝关节曲线：	肌筋膜活动
原生曲线：	足跟：	骨骼形状
次生曲线：	足弓：	肌筋膜活动

原生曲线和次生曲线的协调是姿势平衡的标志之一。这使得最佳姿势力线是个性化的，换句话说，它因人而异，不应该由外在理想标准来衡量。

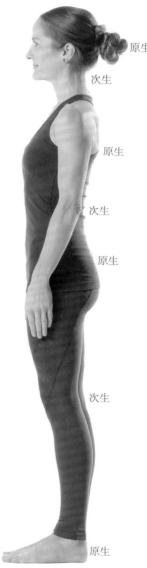

原生

次生

原生

次生

原生

次生

原生

次生

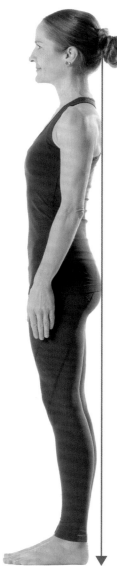

身体中段的动态平衡

我们的目标是让后表线中所有肌肉和筋膜达到动态平衡，方能达到理想的姿势和动作轻松度。灵活度是实现这一目标的关键要素：肌肉柔韧性、筋膜适应性和关节活动度之间的平衡协作。在涉及后表线的相关动作中，特别需要提及的就是腘绳肌与下背部肌筋膜结构——也就是脊柱伸肌与胸腰筋膜的关系。

拉伸爱好者注重肌肉的柔韧性，且对髋伸肌的重视要多于髋部和脊柱的动态平衡。因此，我们经常会遇到后表线不平衡的现象。腘绳肌非常柔软，导致与其相关的筋膜和髋关节会出现过度适应和灵活。这类人群可以轻松进行髋关节屈曲并将自己的上半身和下半身折叠。然而他们的腰椎伸肌可能很紧，胸腰筋膜僵硬且脊柱关节活动度较差。这会造成他们的下背部无法分段屈曲，以及筋膜无法以健康的方式提供张力。因此"放弃"一些腘绳肌的延展性，而增加腰椎的柔韧性，这对于达到平衡的运动自由度和内在的轻松可以说是必要的。

反向观察也可以发现类似情况：当腰椎大幅度屈曲，髋关节屈曲度就会大大减小。在练习体"前屈"或是"向下卷"的过程中，这些人通常会让自己被动地挂在胸腰筋膜上，而髋伸肌似乎一点都不能延伸。不用说，明确意识到"在哪个部位""用哪种方式"提升后表线中段的灵活度和平衡是非常重要的。

姿势成熟度

在发育过程中，随着成长，后表线帮助我们从胎儿的蜷曲姿势展开为直立的站姿。状态良好的原生曲线和次生曲线是肌筋膜姿势成熟的特征，这可以让内在的姿势更自在放松。我们不需要刻意挺胸抬头以显得更加挺拔和自信，也不需要低头垂肩以表达丧气。相反的，成熟的后表线赋予身体真实性和自主性，陪伴我们度过人生高潮和低谷期。

视觉和身体定位

眼睛和"星形枕下肌群"有密切的关联。它们的连接使视线方向与头部及脊柱的定位（以及整个身体）同步。简而言之，身体会追寻视线的方向移动。

脚踏实地的筋膜气流

当我们将后表线视作一个筋膜平面，而不是单个肌肉和相连筋膜的堆积，会发现组织中的气流是向下的。这种接地力会支撑头部稳定在胸廓上方，将胸廓后侧支撑在骨盆上方，再将骨盆后部支撑在足跟上方。它让我们有"脚踏实地""真实"，以及"活在当下"的感觉。

值得深思的科学小花絮

力传递和后表线：海蒂的分享

在这第一个花絮中，我们可以看到，后表线相关的研究已经从以科学为基础转向以证据为基础。

解剖列车概念的提出最初是为了协助学习解剖学，但随着时间的推移，肌筋膜的连续性和其力传递的可能性逐渐成为科学相关研究的焦点。2016 年的一篇汇总了 62 篇涉及肌筋膜链之间（肌筋膜连续性的同义词）力传递的文章的系统综述，具备中等强度的证据证明后表线（以及后功能线和前功能线）存在跨结构的力传递（Wilke et al., 2016）。

更有趣的是，一项研究比较了三个不同组群的颈椎活动度：第一组拉伸颈部伸肌；第二组拉伸下肢结构（腓肠肌和腘绳肌）；第三组不做任何拉伸。进行拉伸运动的两组人群颈椎活动度都有显著的改善。而研究得出的结论是，在颈椎活动度的改善方面，下肢的拉伸与局部区域（颈部伸肌）的拉伸一样有效（Wilke et al., 2017）！

最近一项研究（Wilke et al., 2019）也引起了我们的注意。该研究给出了循证支持，即通过足底筋膜的自我松解可以增加腘绳肌的延展性，并指出其原因可能在于筋膜连接的机械力传递。但这项研究的主要焦点是确定这些非局部的力传递效应是否受年龄影响。无论如何，这说明研究已超越肌筋膜连续性"是否"成立，而是在理清肌筋膜连续性"为何"和"如何"产生作用。这些研究的主要目的是为更全面的治疗方法提供支持，如筋膜运动。

尽管肌筋膜的连续性还需要进一步研究，但这些科学探究足以证明为什么我们一直说筋膜运动"以经验为基础"和"以科学为依据"。我们邀请你一起探索自己的身体并建立个人的经验基础。在进行腘绳肌拉伸练习时，观察颈部可能发生的变化。为了让腘绳肌感到更轻松，你可以尝试足底筋膜按摩。虽然科学界仍在思考力是如何沿着肌筋膜经线传导的，但我们今天就可以从中获益。

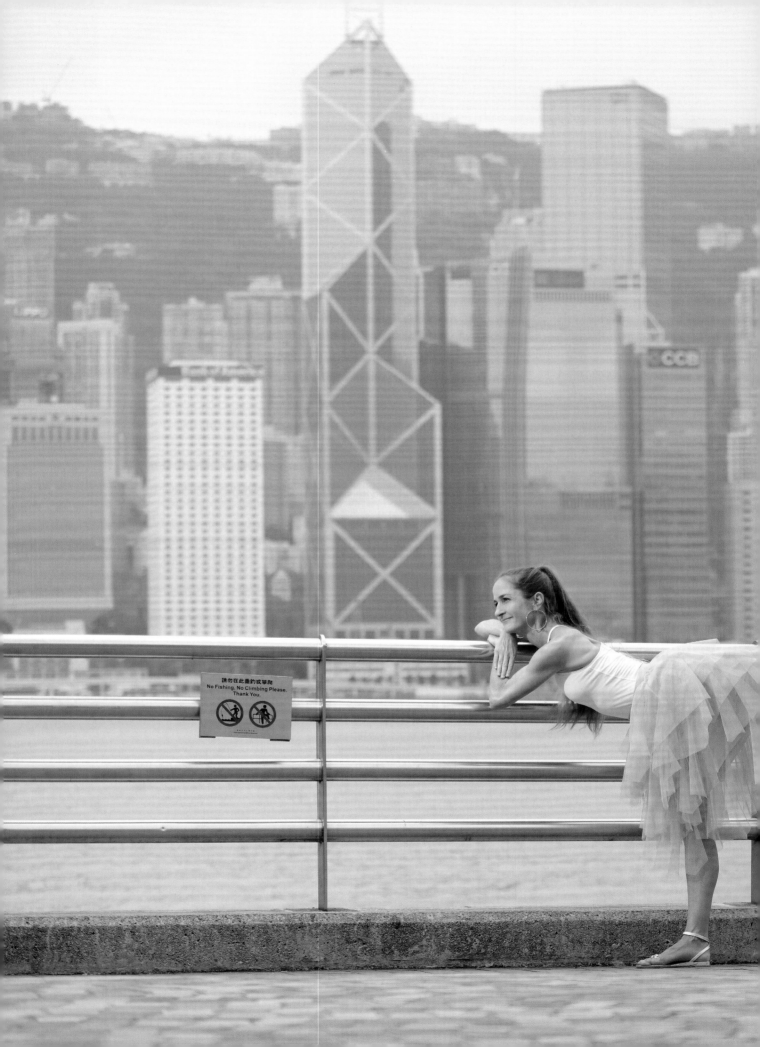

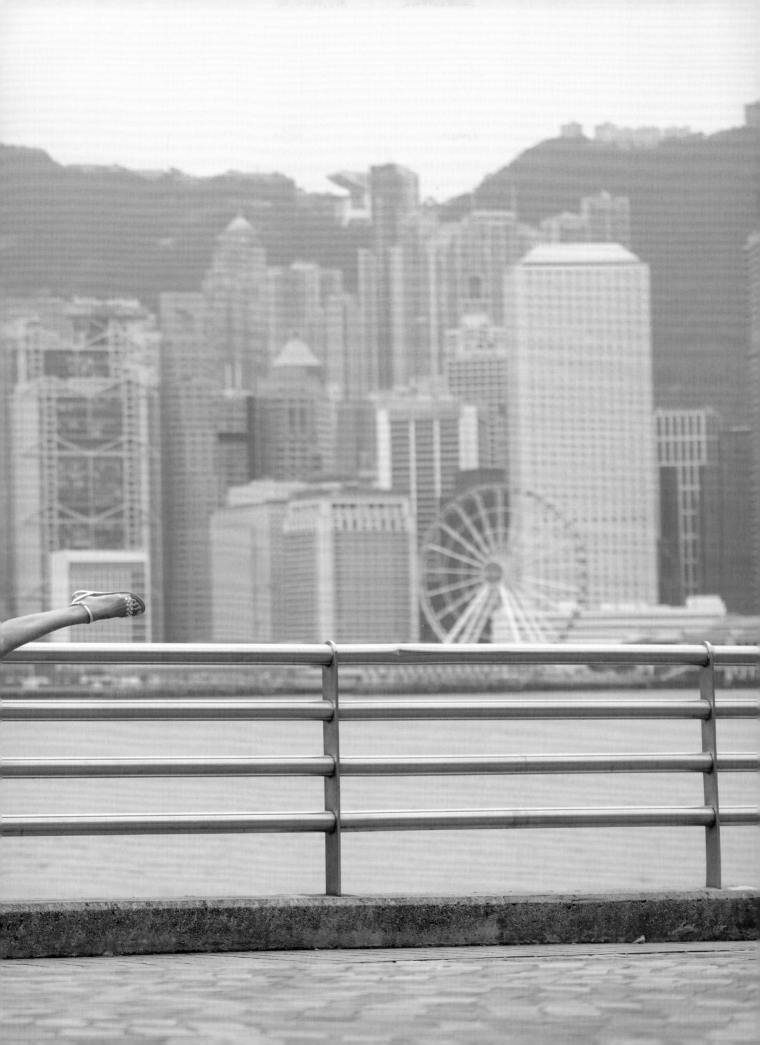

前表线

提振人心的贴身护卫

令人振奋但又具有保护作用的前表线由上下两段肌筋膜轨道组成。下半段是从趾尖到腿前侧，再越过髋关节到达髋骨顶端的一条肌筋膜连续体。上半段也是一条肌筋膜连续体——从耻骨开始，沿着上半身的内侧向上延伸到胸骨。然后，从胸骨移行至头部侧面，到达耳下方。骨盆是作为上下两段肌筋膜轨道在功能上相互作用的结构连接。

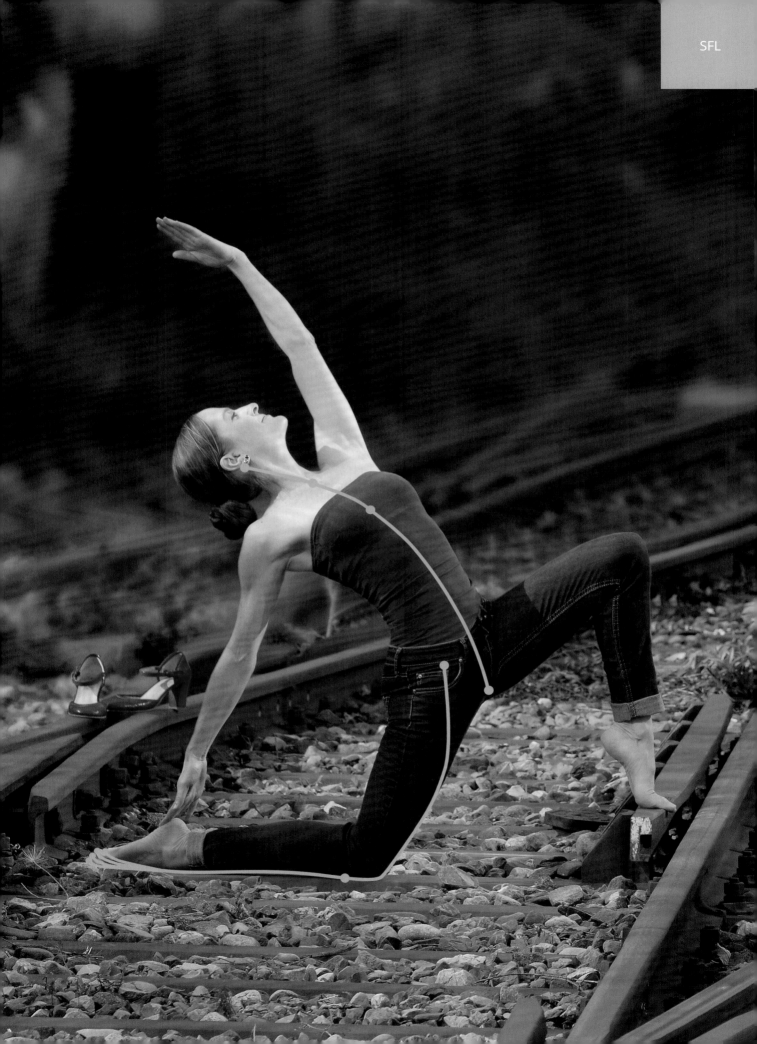

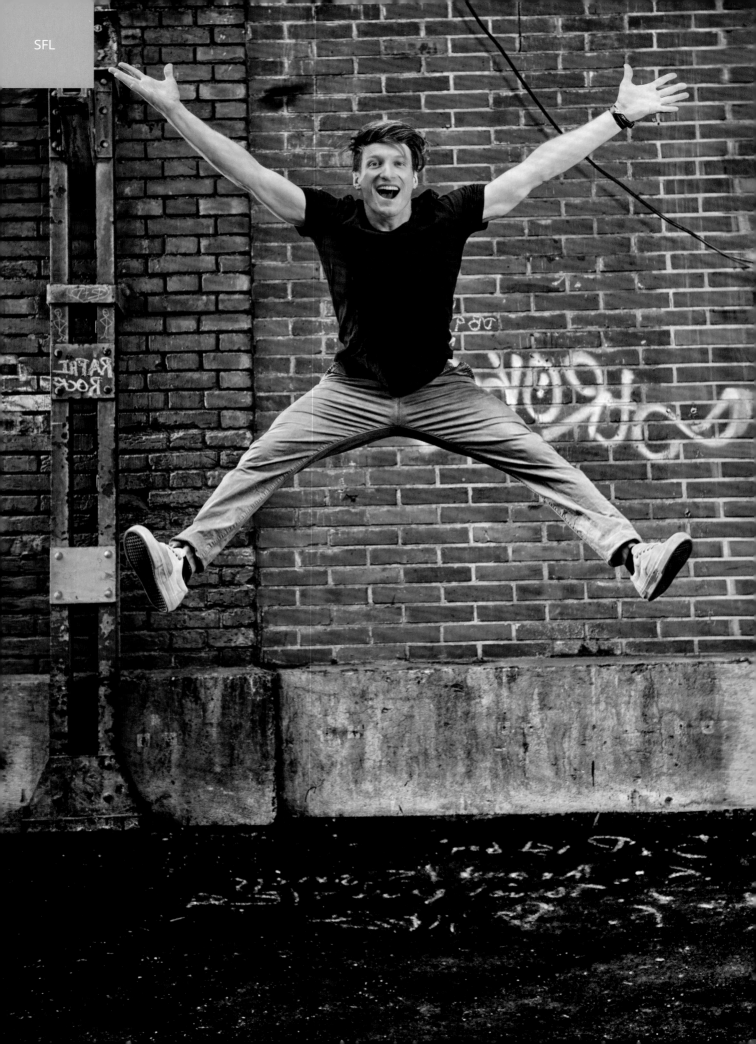

认识前表线

以下是我认为与前表线密切相关的五种感觉属性。

提升　　　　身体的提升往往能唤起心理上的自信和轻松上扬的情绪，特别是在新闻报道的压力比地心引力更沉重的世界里，这种感觉尤为珍贵。前表线的筋膜具有向上作用的趋势，促进我们的内侧足弓、骨盆和胸廓向上提升。不论从生理还是心理上，这是对抗地心引力最好的武器。

保护性　　　与四足动物不同，双腿行走的人类在四处移动时，身体最脆弱的部位（胸腹部）往往缺乏保护。恐怖来袭时，我们一般会含胸并交叉双臂做出保护性姿势；我们也会将心脏部位向后拉并将下巴往前探，或者下意识地用手护住咽喉为反击做准备。前表线——通常与臂前线协同——是我们身体内在的保镖。当身体感到威胁时，前表线会缩起来以保护重要的器官，并让我们做好战斗或逃跑的准备。一旦感知威胁消失，训练有素的前表线会轻松地回归原本的角色——提拉身躯并让你感到开放和自信。

主动性　　　主动预测事情的发展方向和结局，可以带给你身体上、精神上和情感上无与伦比的反馈。总是面向前方的前表线可以配合内在动机，真实地推动你去任何你想要去的地方。

率真　　　　率性而有礼的行为让你能以独有的方式生活，与周围环境和谐相处。大部分前表线具有快速反应且强壮的肌肉，使它成为一种能够积极支持个人意志的躯体力量。

勇敢　　　　尽管勇气和勇敢如同双生子，但在我们的定义中两者有不同的特点。勇气与愿意显示自身的脆弱相关，而勇敢则是和愿意直面外部所带来的恐惧相关。从这个意义来说，以心理和道德的坚毅态度面对外部挑战是一种勇敢的行为。当你的前表线具备提升、主动、健康的特性，且能适时地保护身体时，它就能让你勇敢实现更多姿多彩的生活。

通过托马斯的视角看前表线 💡

惠允引自 *Anatomy Trains*® & ELSEVIER

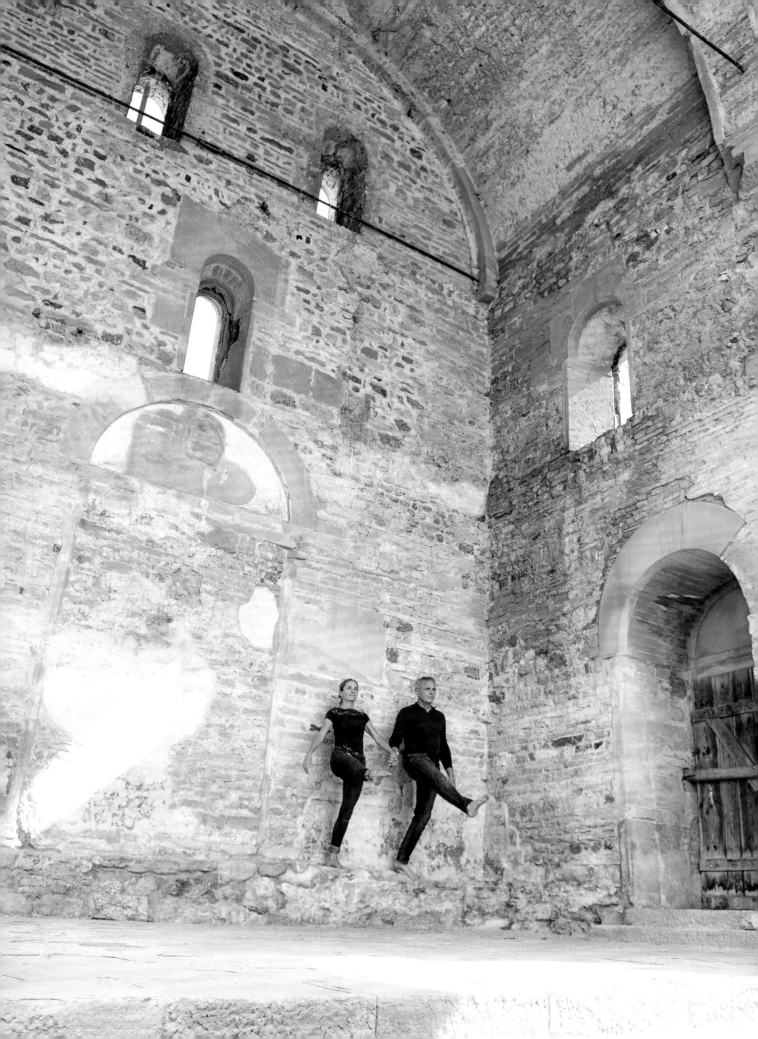

认识解剖结构

骨骼车站和肌筋膜经线

下轨道

1 　趾骨背面

2 　趾短伸肌和趾长伸肌、胫骨前肌、小腿前肌间隔、
　　伸肌支持带（功能上包含）

3 　胫骨粗隆

4 　髌腱

5 　髌骨

6 　股四头肌

　　（股直肌、股内侧肌、股中间肌、股外侧肌）

7 　髂前下棘和髂前上棘

上轨道

8 　耻骨结节

9 　腹直肌

10 　第 5 肋

11 　胸骨筋膜、胸骨肌

12 　胸骨柄

13 　胸锁乳突肌

14 　乳突

15 　头皮筋膜（帽状腱膜）

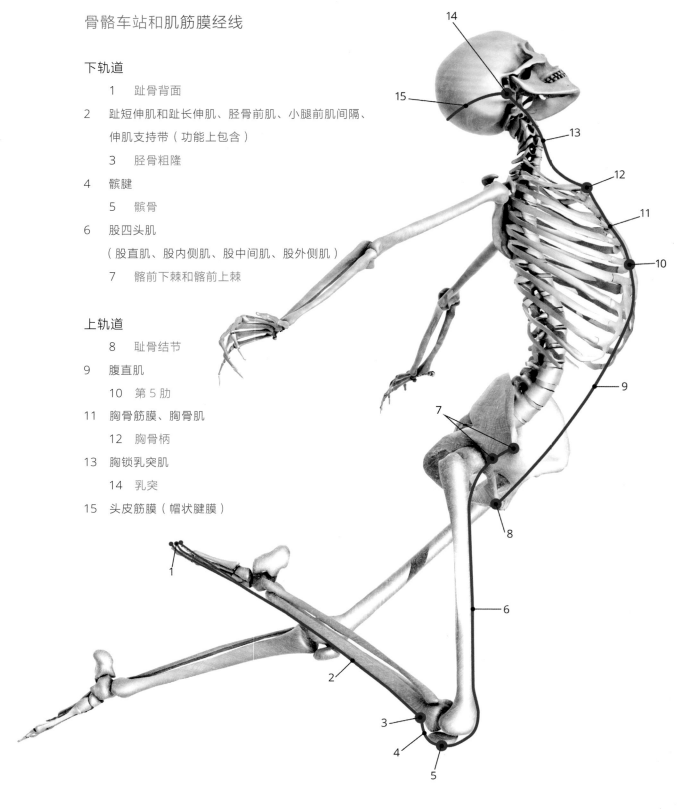

学习姿势和运动功能

这条主动性的肌筋膜经线是运动真正的推动者。跟与它相对的后表线相比，前表线含有较高比例的快缩型肌纤维，是能够快速收缩的动作导向肌肉。

前表线的主要运动发生在矢状面，因此我们会关注左右两侧的功能。

1.趾长伸肌和趾短伸肌:	足趾伸展 踝关节背屈，减缓踝关节跖屈
2.胫骨前肌:	足部与踝关节动态稳定性 足内侧纵弓的提升和适应性 踝关节背屈和减缓踝关节跖屈
3.伸肌支持带:	踝关节动态稳定性 感觉反馈
4.髌腱和股四头肌:	膝关节伸展，减缓膝关节屈曲 膝和髋关节弹性
5.腹直肌:	脊柱屈曲，减缓脊柱伸展 辅助用力呼气
6.胸骨肌，胸骨筋膜:	感觉反馈
7.胸锁乳突肌:	颈部屈曲 下颈部屈曲和上颈部伸展
8.头皮筋膜:	感觉反馈

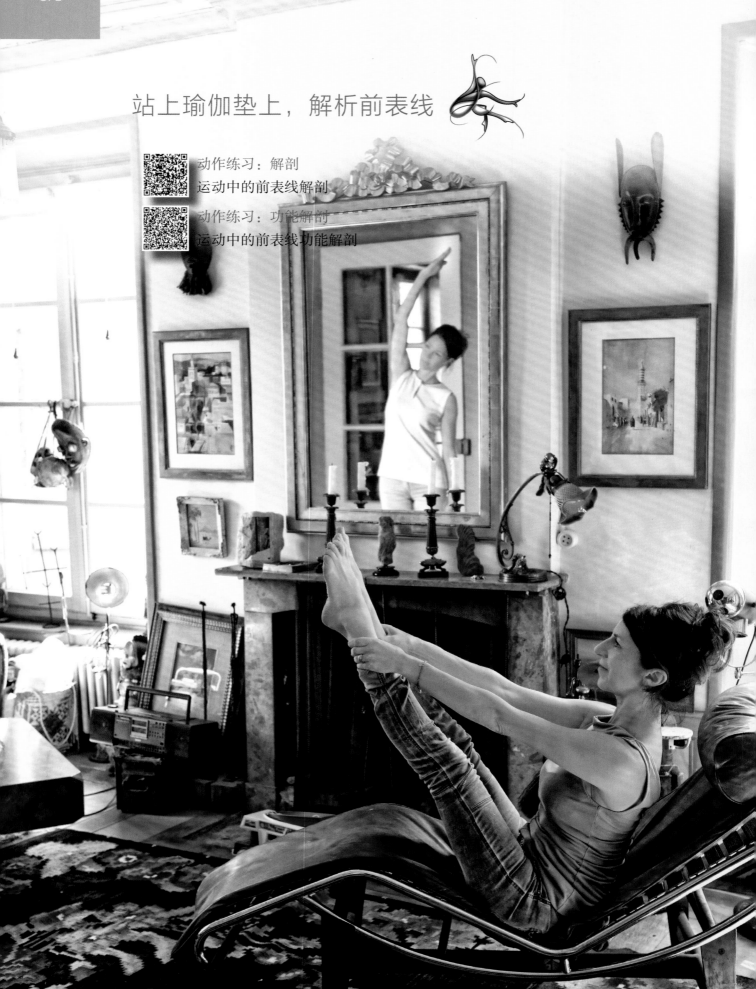

站上瑜伽垫上，解析前表线

动作练习：解剖
运动中的前表线解剖

动作练习：功能解剖
运动中的前表线功能解剖

肌筋膜解剖详解

前表线下半段的肌肉和筋膜在结构上相连,从而形成一个完整的力传递连续体,上半段的肌筋膜结构也是如此。因此,骨盆通过髋关节的运动在功能上连接起这条肌筋膜经线的上下轨道。

足到髋骨

趾骨背面·**趾短伸肌和趾长伸肌**·**胫骨前肌**·**小腿前侧肌间隔**·支持带·胫骨粗隆·髌腱·股直肌

前表线最下段肌肉部分是由足趾短伸肌群(细薄的姆短伸肌和趾短伸肌)及足趾长伸肌群(纤细的姆长伸肌和羽状趾长伸肌)组成。这一组肌肉跨过足背,穿过踝关节前侧,再沿着小腿向上延伸。这4块肌肉协作使足趾能够伸展。

趾长伸肌与强大的胫骨前肌,以及力量较弱甚至有时被忽略的第三腓骨肌一起形成了小腿前侧肌间隔。

胫骨前肌从足底起始,绕过内侧纵弓,并沿着胫骨的外侧表面向上延伸,与髌腱和股四头肌群中的股直肌相连接。其主要功能是足部背屈和内侧纵弓的上提。胫骨前肌跨过踝关节和距下关节,而在德语中这两个关节被称为"弹簧关节"。名副其实,如果没有它们的作用,我们就会失去步伐的轻快感,无法离地跳跃。小腿前侧肌间隔的其他肌肉协助足背屈,同时这一组肌肉也控制跖屈的速度。

在垫上练习时,保持前表线最下段肌肉的良好肌张力,并维持筋膜足够的长度和流动性,你将会受益无穷。增加胫骨前肌筋膜的弹性,也能为前表线的其他部分提供支撑和跳跃的弹性基础。

筋膜运动特性

肌肉协作·力传递·适应性·滑动性

机车库:足部

 后表线·前表线·体侧线·螺旋线·前深线

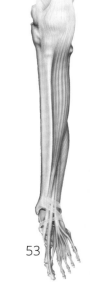

胫骨前肌、小腿前肌间隔

趾短伸肌和趾长伸肌

趾短伸肌和趾长伸肌、胫骨前肌、小腿前肌间隔·**伸肌支持带**·胫骨粗隆·髌腱·股四头肌

　　小腿前侧肌间隔的肌肉在踝关节前方，交错穿过坚固的双层伸肌支持带。支持带由上下两部分组成，下部与足底筋膜相连接。最初支持带被认为只是被动地固定伸肌腱，然而现在它被认为是一个重要的本体感觉结构，有助于让运动的感知更清晰（Stecco，2015）。伸肌腱必须在支持带下方相互滑动，才能实现动作顺畅和动觉敏锐。支持带本身需要在感知上保持灵敏，并时刻准备接收动作刺激。

　　我们建议通过训练踝关节的活动度和自我按摩支持带来促进并保持前表线的最佳功能。

筋膜运动特性

　　抗拉强度·力传递·流动性·滑动性·动觉

机车库：足

 后表线·前表线·体侧线·螺旋线·前深线

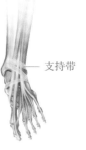

—— 支持带

胫骨粗隆·**髌腱**·髌骨·**股四头肌**·髂前上棘和髂前下棘

从胫骨粗隆和髌腱开始，股直肌从大腿前侧向上延伸至骨盆，通常附着于髂前下棘。然而我们通过触诊和解剖发现，在某些人体中股直肌还与髂前上棘有着额外的重要连接（Myers, 2021）。在进行运动时，充满活力的股直肌能够有力地伸展膝关节并帮助髋关节屈曲。

从功能角度来看，股四头肌群中的其他三块肌肉——股外侧肌、股中间肌、股内侧肌是前表线下半段需要被重视的组合。这三条肌肉与股直肌协作完成膝关节伸展，并通过促进股骨轻微程度的内外旋调节胫骨和股骨之间的关系。

除了需要平衡股四头肌的肌力和长度外，肌肉内部和各肌肉之间有足够的筋膜滑动性也非常重要。为了膝关节的运动效率和健康，股直肌需要能够在下层的股外侧肌、股中间肌和股内侧肌上滑动。

从筋膜的角度来看，具有适当的抗拉强度和弹性也是考查股四头肌的功能指标。抗拉强度使组织具有抗撕裂性，是获得最佳力传递和弹性的先决条件。而弹性能让步行和奔跑等有节奏的活动更有轻盈感。

筋膜运动特性

抗拉强度·肌肉协作·力传递·适应性·流动性·滑动性·弹性

机车库：腹股沟

前表线·体侧线·螺旋线·前功能线·同侧功能线·前深线

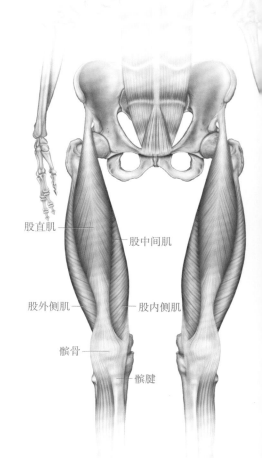

股直肌

股中间肌

股外侧肌

股内侧肌

髌骨

髌腱

功能性连接

前表线的上下半段附着在髋部不同的位置。因此，骨盆的位置决定了这两段轨道如何以及何时相连接。实际上共有三种不同的情况需要考虑，为了追求运动健康和姿势放松，如何区分它们很重要。

骨盆中立　当骨盆维持在股骨上方中立的位置时，这两段轨道的肌肉张力和筋膜张力是平衡的。

髋关节伸展　当髋关节伸展时，两段轨道中的肌肉张力和筋膜张力不可避免地会发生变化，并且它们的相互作用是动态的。简而言之，一段轨道要么被动受影响，要么主动触发另一段轨道的改变。

髋关节屈曲　在髋关节屈曲过程中前表线的情况比较复杂。以下两个例子可能有助于理解功能性连接。

第一个例子是骨盆前倾。在此动作中，股直肌缩短并将其上方的骨骼车站（髂前上棘）向下移。因此，腹直肌的下段骨骼车站（耻骨）被向下拉低，使肌肉变长。两段轨道相互作用，互相影响。要注意的是，在这个例子中，骨盆可能是主动倾斜（向前）或姿势性前倾——无论哪种方式，都存在上述的相互作用和影响。

第二个例子，我们假设一个人在保持骨盆中立对齐的状况下使髋关节进入屈曲状态。在这种情况下，下轨道的肌肉张力和筋膜张力会发生变化，而上段轨道不受影响。

基本上除了最后一个例子（在保持骨盆中立对齐的情况下髋关节屈曲）之外的所有情况下，前表线的上半段和下半段之间都有着不同程度上的功能连接和交流。为什么区分骨盆的位置很重要？因为这一切都会相互影响。前表线的上半段和下半段需要维持健康和动态和谐，以支持姿势平衡和众多的运动功能。

耻骨到头部

耻骨结节·锥状肌、腹直肌·第 5 肋·胸骨肌、胸骨筋膜·胸骨柄

前表线的上半段始于耻骨和锥状肌（如果有的话），它是腹直肌白线的牵张器。较长的腹直肌是一条强壮的脊柱屈肌，可有助于深呼气并适当地减缓脊柱伸展。虽然腹直肌是前表线的一部分，但考虑到其胚胎学起源和筋膜解剖学，必须将其视为深层肌肉（Stecco，2015），尤其是在考虑到其与前深线的关系时，这一点尤为重要。腹直肌的走行从耻骨开始（起点较深），穿过腹部层层折叠的筋膜，连接到胸骨外侧，与位于表层的胸骨肌和胸骨筋膜连接在一起。与锥状肌一样，腹直肌嵌在多层的腹直肌鞘内，这是由腹部外侧肌群（腹外斜肌、腹内斜肌、腹横肌）的筋膜形成的多向结构。

为了让动作更加自如，腹直肌需要能够在由腹直肌鞘形成的筋膜间隔内平顺滑动。

从肌肉的角度来看，对这块较长的腹肌最有帮助的是功能性力量，且同样重要的是，它要有足够的长度来确保骨盆、脊柱和胸廓的姿势平衡和活动自如。

筋膜运动特性

抗拉强度·肌肉协作·力传递·适应性·滑动性

机车库：腹部

 前表线·体侧线·螺旋线·前功能线·同侧功能线·臂前表线·前深线…（后表线·后功能线）

耻骨·锥状肌、腹直肌·第 5 肋·**胸骨肌**、**胸骨筋膜**·胸骨柄·胸锁乳突肌·乳突·头皮筋膜

很少有人敢断言自己有胸骨肌，因为在人体中它已经变得非常罕见。然而几乎所有人都有与之相关的筋膜，包括沿着胸骨表面向上延伸的胸骨筋膜。与手臂线的胸部筋膜一起，这个区域的前表线在胸部中心形成了一个筋膜机车库。这个机车库在前表线负责传递从腹直肌到胸锁乳突肌的力。

从功能角度来看，保持这个区域的觉察力对一个向上提升、活动自如和开放的前表线非常重要。

筋膜运动特性

力量传递·张力调节·动觉

机车库：胸部

 前表线·体侧线·螺旋线·前功能线·同侧功能线·臂前表线·臂前深线…（前深线）

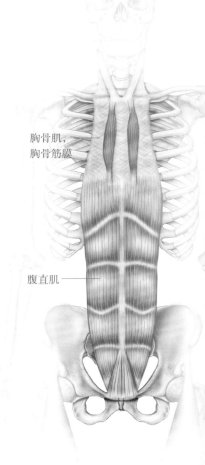

胸骨肌，
胸骨筋膜

腹直肌

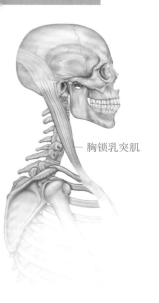

— 胸锁乳突肌

胸骨肌、胸骨筋膜·胸骨柄·**胸锁乳突肌**·乳突·头皮筋膜

从胸骨向上延伸，而后胸锁乳突肌的胸骨部分将前表线延伸至乳突和头皮筋膜。

当左右两侧的肌肉同时收缩时，胸锁乳突肌能使颈部产生屈曲动作，但前提是前深线的颈深屈肌能够提供必要的支撑。然而，尤其在站立时，这个情况会大不相同。胸锁乳突肌的上部骨骼车站（乳突和项上线）位于头颈部的最顶端关节（寰枕关节和寰枢关节）的后方。由于这种排列，肌肉可以在屈曲下颈部的同时伸展头部和上颈部，产生普遍存在的头前伸姿势。

为了增加胸锁乳突肌的肌筋膜轻松度和优化其功能，我们建议加强对头部位置的自我觉察，强化前深线的肌筋膜支撑，并定期"卸载"胸锁乳突肌的负荷（例如，倒立体位）。

筋膜运动特性

肌肉协作·适应性·流动性·张力调节·动觉

胸骨柄·胸锁乳突肌·乳突·**头皮筋膜**

前表线通过头皮筋膜的后半部与后表线融合。当头部保持前伸姿势时，两侧胸锁乳突肌的附着点之间可能形成功能正常或失调的"筋膜环"。结合再平衡的策略，学会利用这个筋膜环让头部"休息"，而非任由它将头部"向前带"，无论是在练习还是在日常生活中，都可以带来巨大的动觉意义。

筋膜运动特性

适应性·滑动性·动觉

机车库：头部

 后表线·前表线·体侧线·螺旋线·臂后表线·臂后深线·前深线

头皮筋膜

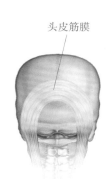

做得好，
奖励时间到了！

从整体认识彼此的关系

在详细探索这条线的单个肌肉和筋膜结构之后，现在我们跳出局部，从整体角度来理解前表线。

战斗及挫败的防御姿势

当感受到威胁时，我们的自然反应就是保护身体不受潜在危险的伤害。高强度的防御姿势通常会呈现出腿部僵硬、腹部紧绷、胸部收缩、用手护住喉咙，以及双眼警惕扫视的状态。可能你会将肘部屈曲并收紧，双手紧握成拳。在这种状态下，前表线和手臂线都处于战斗模式，准备快速反击或逃脱。无论威胁是否真实存在，这都是肌筋膜经线应对危险的直接反应，以发挥它本来应有的作用。问题出在当威胁解除时，系统无法自我调节，让这种紧张状态成为常态。

如果你留意观察繁忙的城市街道或绩效驱动的工作场所，你就会看到这种战斗状态姿势。然而你敏锐的双眼还会发现保护状态的不同表现。而在与上述情况相反的情境中，前表线会整个垮掉，呈现出一种挫败、筋疲力尽的姿势，表现出腿部无力、含胸塌背、头部向前低垂。总而言之，这样的前表线缺乏健康的肌张力和抗拉强度。

筋膜与自主神经系统随时保持着联系，后者调节着交感神经和副交感神经之间的动态平衡。当自主神经系统调节良好，我们在感到充满动力和活力的同时，也保有平静和自在。当身体处于上述任一种保护模式时，不论是有意识还是无意识的，我们的姿势都不同程度地表达出内在焦虑。我们的身体会主动或被动地把这种恶性循环持续下去。

通过放松身体释放体内的战斗因素，并为挫败的姿势注入活力，身体可以逐渐解除过度保护的"防御"状态。安全和自信感可以再次帮助我们由内而外地振奋起来。

提升全身的筋膜流动

前表线可视为由髋骨连接的两个筋膜平面。组织的流动向上延伸，协助肌肉提升身体前侧。在内在感知中，前表线的下半段提拉了内足弓和膝关节前侧，而上半段提拉了骨盆前侧和胸部。筋膜气流向上的趋势既不强劲也不急促，相反，它微妙而持续。前表线的提升能够带来轻松、自信、开放、平易近人的自我感觉。

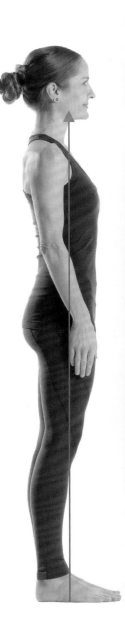

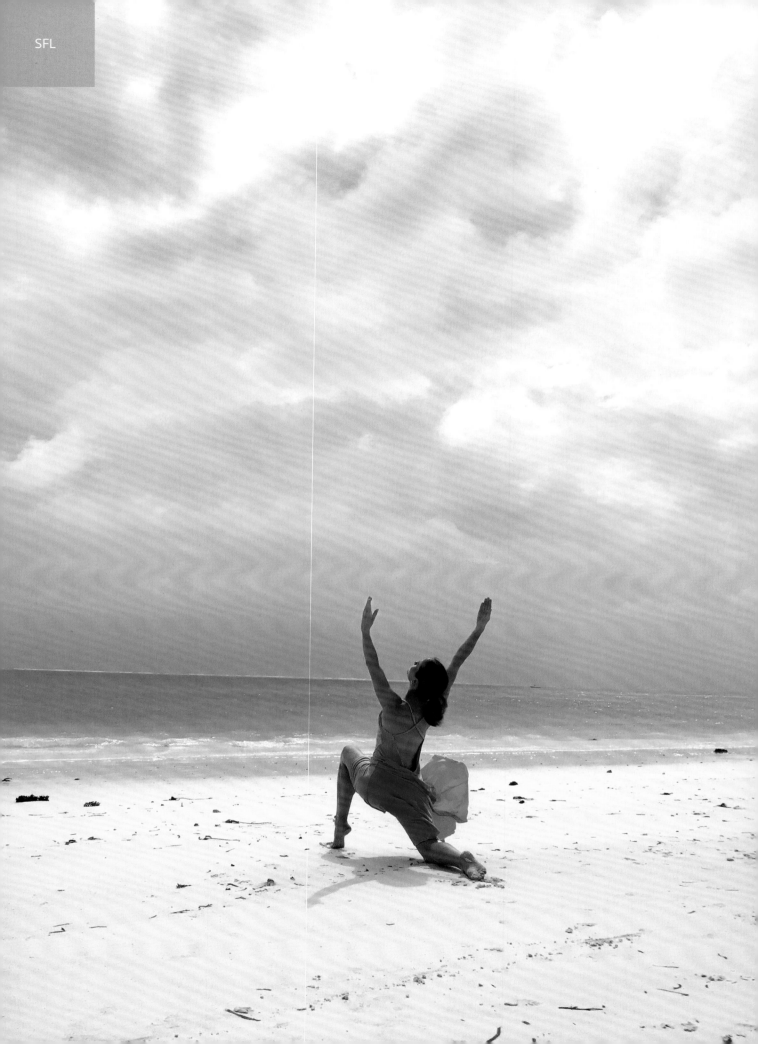

值得深思的科学小花絮

卡迪分享：高权力姿势和你的前表线

　　艾米·卡迪（Amy Cuddy）2012 年的 TED 演讲《肢体语言决定你是谁》（*Your Body Language Shapes Who You Are*）一直都是 TED 有史以来观看次数最多的演讲之一。在这场引人入胜的演讲中，她解释了"高权力姿势"的效果。演讲展示了她和同事在 2010 年进行的一项研究的结果，该研究探讨了姿势对情绪和自信的影响。参与者被要求采取高权力姿势或低权力姿势。高权力姿势表现出自信（舒展、抬头挺胸、稳定站立、放松手臂的姿势），而低权力姿势则表现出不安全感（保护性姿势、不稳定站立、防御性的手臂摆放）。然后研究人员测量了这些不同姿势对睾酮（一种雄激素可以引发自信感觉）和皮质醇（糖皮质激素可以引发焦虑痛苦感觉）等激素的影响。研究结果表明，没错，保持高权力姿势可以增强自信心；相反，低权力姿势可能增加自我怀疑。和这些高权力姿势相关的另一个关键问题，便是"我们可以通过模仿，而获得真正的自信吗？"（Carney et al，2010）。在演讲中，卡迪也谈到了有相关研究间接指出，假如你能保持舒展的高权力姿势，这可能会对你的生活和身体产生长期的影响（Cuddy，2012）。

　　自演讲播放后，高权力姿势对应睾酮增加和皮质醇减少的相关研究数据开始受到质疑。然而在十多年后，最初研究的定性结果仍然成立。有证据支持采用高权力姿势（也称外扩型姿势）会让人感觉更有力量（Singal & Dahl，2016）。研究显示，在求职面试前进行外扩型姿势演习，会让求职者表现更好、更容易被录取（Cuddy et al，2015）。

　　一项荟萃分析在回顾了与外扩型和内缩型姿势，以及动作相关的 73 项研究之后，强调了另一个从科学的角度看待前表线的提升作用的观点。或许对比外扩型姿势，更关键的是避免使用收缩性运动功能（Elkjær et.al，2022），该功能会使前表线收缩并使身体形成卡迪所称的低权力姿势。相较之下，为维持前表线的提升状态，保持平衡姿势或许可以提振你的自信心。

　　卡迪在 TED 演讲结束时，她分享了自己从"不够好"的状态中走出来的个人故事。在他人的鼓励下，她克服了一场可怕车祸后遗留的身体和心理问题。尽管别人说她不可能上大学，但她不顾一切，最终成为哈佛大学的教授。她用自身的勇敢经历来鼓舞他人，让大家相信我们都能借助模仿高权力姿势而真的获得自信（Cuddy，2012）。若我们把这句话用肌筋膜经线的语言表述，当你在前深线中找到了归属感也就获得了真正的自信。做到这一点，前表线就能够更放松地展现出开放的状态。

　　尽管研究成果不断持续且精进，但问题仍然存在——高权力姿势是否有效？你不妨自己试试看，再根据你自己的体验做决定。无论如何，你都要继续朝着整体感觉前进，追寻肌筋膜的平衡，而前表线在这个过程中支持你能够更自在、勇敢地面对世界（或至少面对你的生活）。

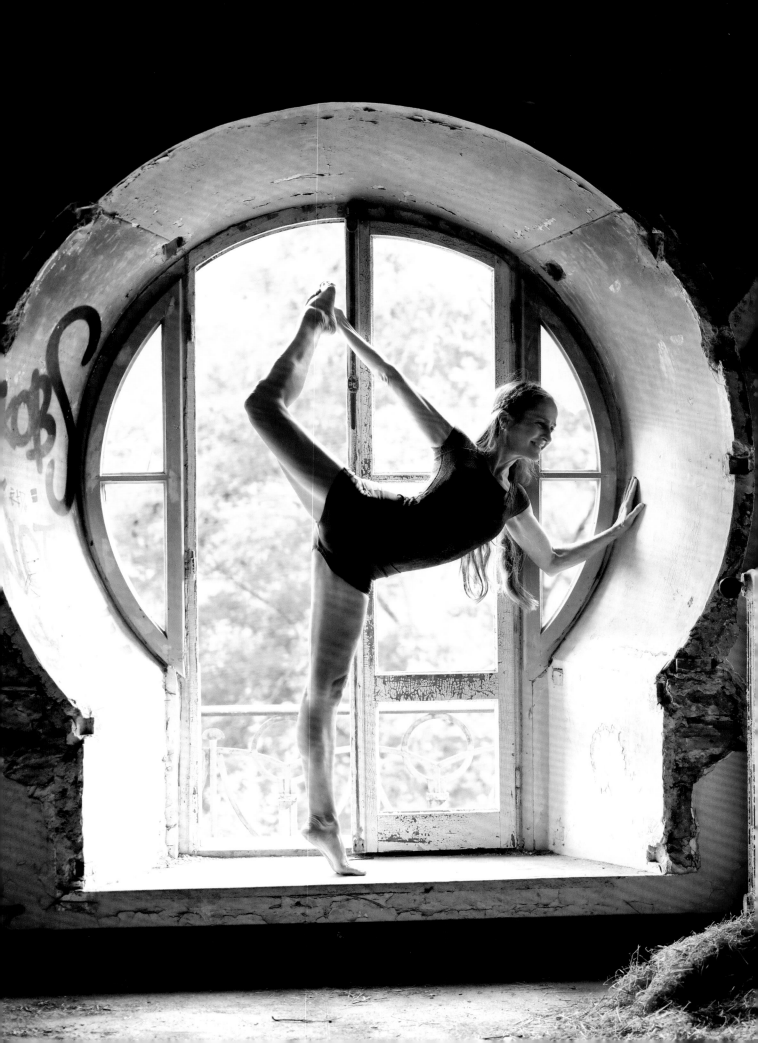

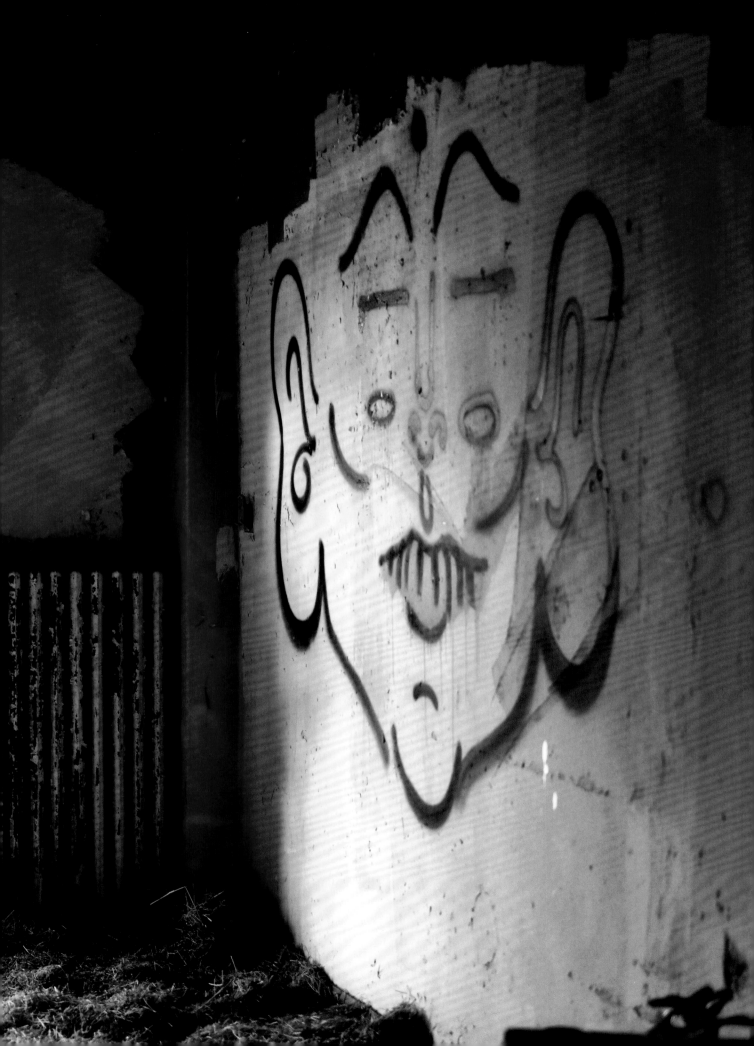

体侧线

善于接纳的倾听者

敏感的体侧线是一条从身体两侧展开的全身性肌筋膜经线。从足底向上，绕过外踝，自小腿外侧延伸至大腿外侧，直到髋关节的顶部。从此处开始，体侧线以交叉的方式从腰线交错穿过胸廓，延伸到颈部的两侧，直到头部的耳朵区域。

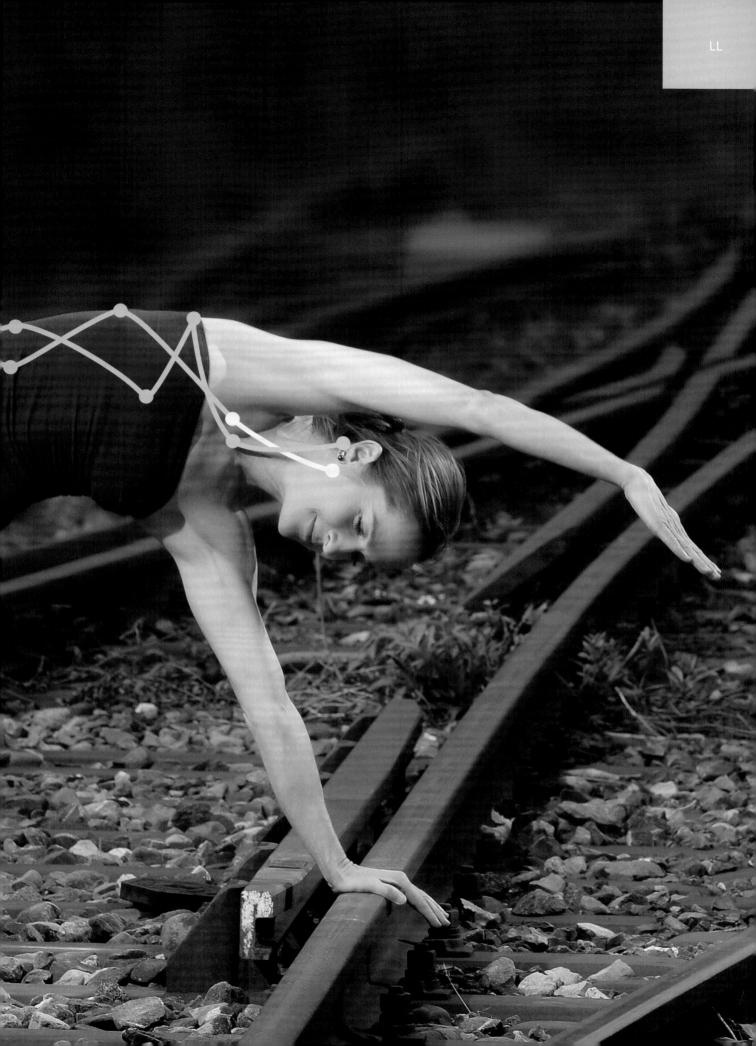

认识体侧线

以下是我认为与体侧线密切相关的五种感觉属性。

身体"听觉"：在《解剖列车》一书中，托马斯谈到了古代和现代的一些鱼类通过体侧线的振动感受器获得"听"的能力。尽管我们人类通过听觉系统接收声波，但我们身体的两侧可能还保留着一些这种古老的振动敏感性。以声音或疼痛形式所呈现的巨大"噪声"是很容易被人"听到"的，但我们需要静下心来才能感知细微的事物。这是体侧线期待我们培养的一项技能。

身体"倾听"：听觉系统赋予我们听的能力，可以纯粹是为了听到而倾听，或是以准备做出回应来倾听。前者让我们敞开心扉去接受和学习，这也是一种持续终身的练习；后者让我们专注在思考上，建构回应、辩论、组织故事的能力，等待着在适当的时机去发声，这也是我们许多人终身的习惯。我们还可以用身体"倾听"，这是一些身体工作者用手实践的技能。体侧线的接受能力使其成为非常适合我们为调整"身体倾听"而训练的肌筋膜经线。通过身体"倾听"，我们可以更加了解我们从周围环境中感受到的事物以及我们的反应。练习可以增强好奇心，调节反应性，使我们能够培养安静地停留在某种感觉上的能力，而不是立即以过于激动的正面或负面情绪作为回应。

空间感受：体侧线的两条肌筋膜轨道与后表线和前表线相连接，像一套包裹全身的肌筋膜外衣一样覆盖着身体，也许这就是为什么体侧线能如此敏锐地感知身体的尺寸和轮廓。你用手臂能够触及并抓握物体的空间，我们称之为个人空间。在大脑的认知里（di Pelegrino & Làdavas, 2014），你周围的空间会在一段特定时间内真正属于你。将体侧线视为随呼吸扩张和收缩的肌筋膜经线，我们可以深入了解它如何改变我们占据个人空间的方式，而当我们把体侧线和手臂线的密切互动纳入考量时，这种联系会被加强。通过对我们的个人空间有更多的认识，我们可以调整（和微调）我们与周围环境的能量关系。我们可以更清楚地理解与其他生物的亲密程度或是该保持什么样的距离才对大家都好并相应地做出调整。

沉着： 这是一种唤起并维持内在平衡的能力，面对天生不对称的身体，以及不断创造故事让我们分心、无法专注于当下的大脑，沉着是值得追求的理想状态。作为肌筋膜经线，左右体侧线始终保持结构平衡。作为筋膜系统的一部分，它影响我们对身体状态调节的感知。保持体侧线的紧致、饱满和宽阔，能让我们即使经常身处失衡的人性中，也可以获得一种深感满意的心境。

性感： 泰然自若步行时的髋部摆动或拥有像肚皮舞者般的髋部律动，都能带来美妙的感官体验。在被亲切地搂住腰肢或轻轻地环绕颈部脖子时也是如此。作为紧贴身体两侧的肌筋膜经线，虽然不显眼，但一条能够从容起伏波动的体侧线可以散发出内在和外在的感官魅力。

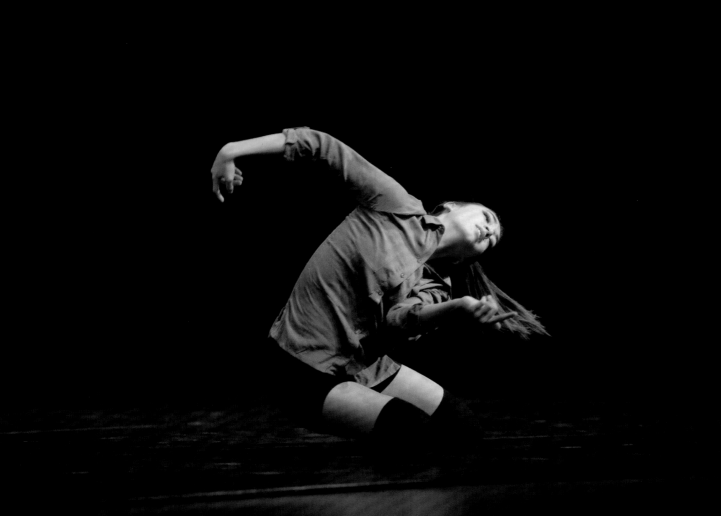

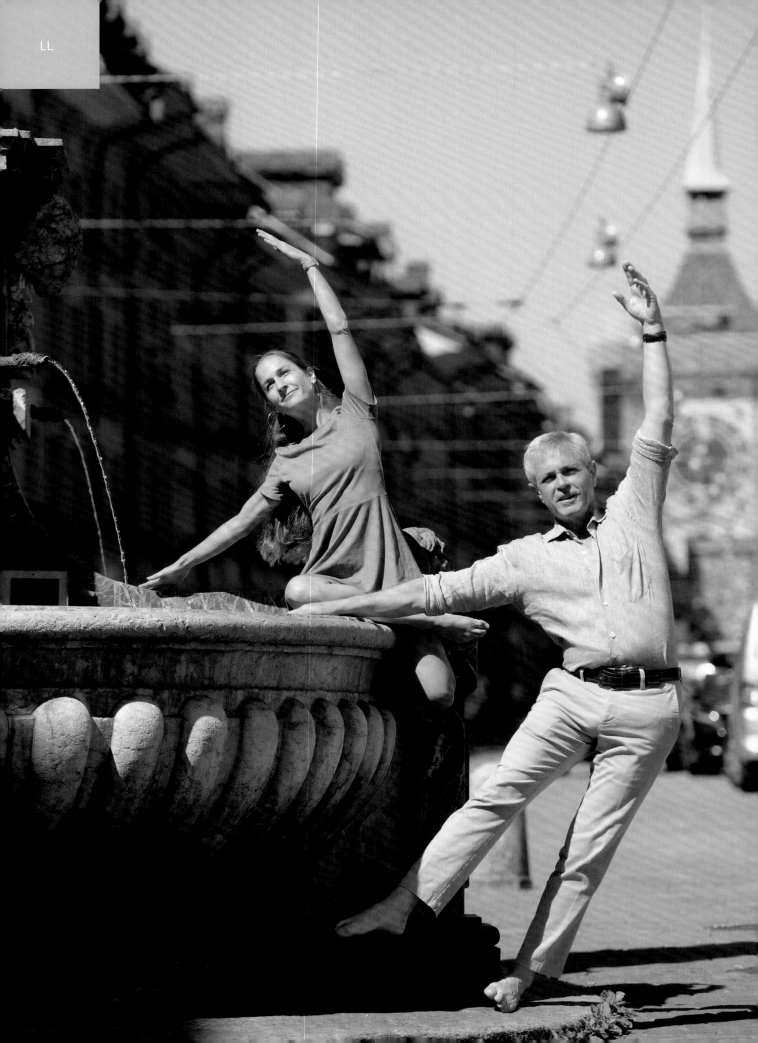

通过托马斯的视角看体侧线

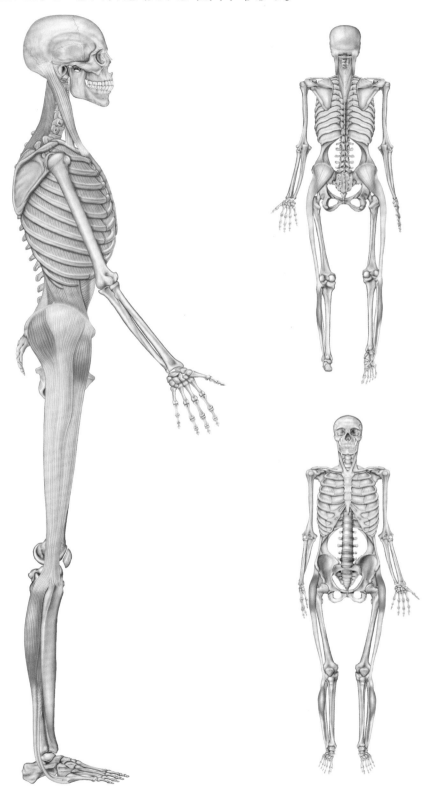

惠允引自 *Anatomy Trains*® & ELSEVIER

认识解剖结构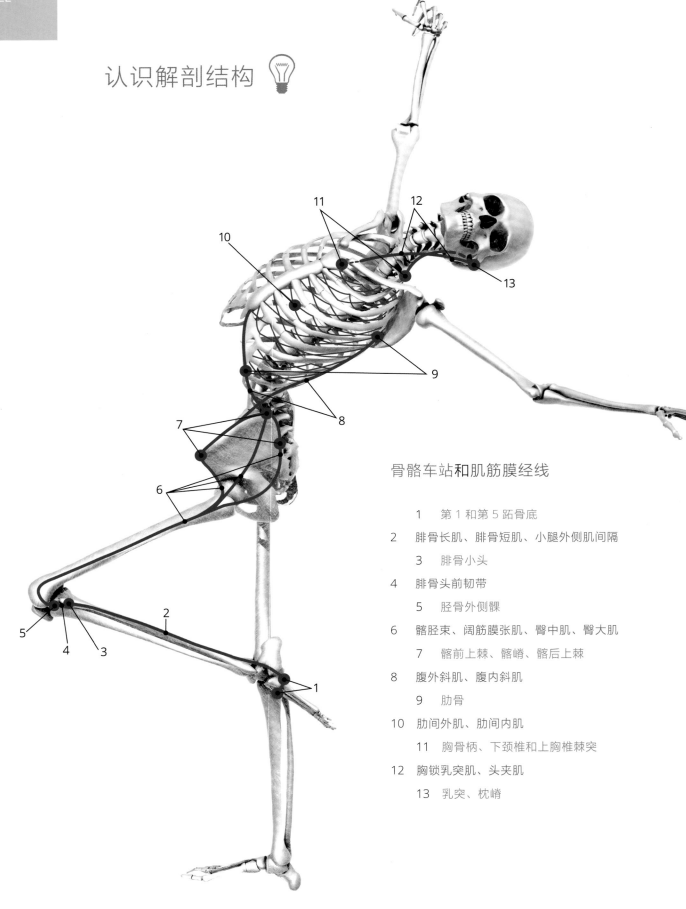

骨骼车站和肌筋膜经线

1　第 1 和第 5 跖骨底

2　腓骨长肌、腓骨短肌、小腿外侧肌间隔

3　腓骨小头

4　腓骨头前韧带

5　胫骨外侧髁

6　髂胫束、阔筋膜张肌、臀中肌、臀大肌

7　髂前上棘、髂嵴、髂后上棘

8　腹外斜肌、腹内斜肌

9　肋骨

10　肋间外肌、肋间内肌

11　胸骨柄、下颈椎和上胸椎棘突

12　胸锁乳突肌、头夹肌

13　乳突、枕嵴

体侧线中的 Y 和 X

托马斯利用类比的方式，将体侧线中的肌肉和筋膜结构想象成 Y 和 X，给了我们记住主要解剖结构跟功能的工具。

类比	肌筋膜结构
髋部的 Y	髂胫束、阔筋膜张肌、臀中肌、臀大肌
腰部的 X	腹外斜肌、腹内斜肌
胸廓的 X	肋间外肌、肋间内肌
颈部的 X	胸锁乳突肌、头夹肌

中线的连接

把体侧线上半身的一系列结构类比为 X，也可以帮助我们记住这条经线的筋膜与身体中线的连接方式，这在功能上十分重要。在接下来的几页中你会发现这一点。

前侧中线连接	肌筋膜结构	后侧中线连接
胸骨、白线（腹直肌鞘）、耻骨	腹外斜肌、腹内斜肌	胸腰筋膜、脊柱
胸骨	肋间外肌、肋间内肌	脊柱
胸骨	胸锁乳突肌、头夹肌	脊柱

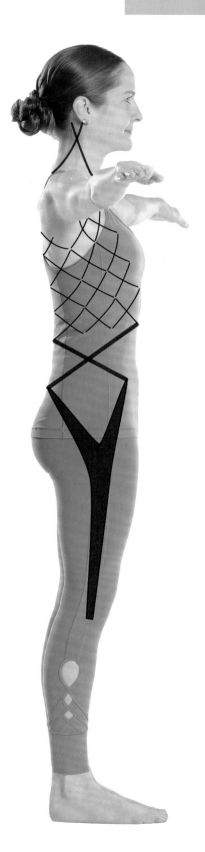

学习姿势与运动功能

"握紧和放手",或不那么诗意地说——动态稳定和移动,都是体侧线的既有特性。作为动态稳定器,它既支撑着我们身体的两侧,也有助于前后侧的姿势平衡。你可以将体侧线视作我们身体外在的稳定系统,与我们内在的稳定系统——前深线密切合作。尽管这条肌筋膜经线主要作用在冠状面,我们也必须承认它的旋转和环旋运动能力对达到最佳功能和效率的价值。另一个重要的考量就是体侧线在调节后表线、前表线、螺旋线和所有手臂线力量时的作用。

请特别注意有些功能相互拮抗的肌肉被分在同一组。因此,我们没有列出它们各自单独的动作。

1. 腓骨长肌和腓骨短肌:	足部和外侧踝关节的动态稳定 足跖屈,减缓足背屈 足旋前
2. 腓骨头前韧带:	膝外侧的动态稳定
3. 髂胫束、阔筋膜张肌、臀中肌、臀大肌:	膝外侧的动态稳定 多维度髋关节动态稳定 髋外展,减缓髋内收 提供髋外侧弹性
4. 腹外斜肌、腹内斜肌:	腰椎骨盆的动态稳定 脊柱同侧屈,减缓脊柱对侧屈
5. 肋间外肌、肋间内肌:	多维度胸廓的动态稳定 多维度肋骨运动 提供转动肋骨的弹性 辅助用力吸气和呼气 感觉反馈
6. 胸锁乳突肌、头夹肌:	多维度头部和颈部的动态稳定 颈部向同侧屈曲,减缓颈部向对侧屈曲 头部向同侧和对侧的旋转

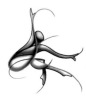

站上瑜伽垫上，解析体侧线

 动作练习：解剖
运动中的体侧线解剖

 动作练习：功能解剖
运动中的体侧线功能解剖

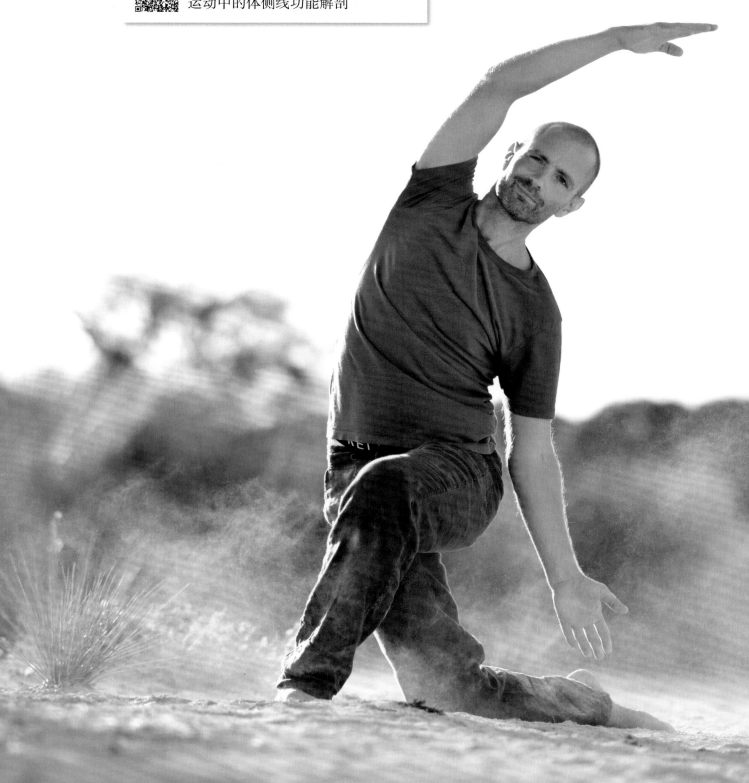

肌筋膜解剖详解

体侧线的肌肉和筋膜有结构性和功能性的连接。

第 1 和第 5 跖骨底·腓骨长肌、腓骨短肌、**小腿外侧肌间隔**·腓骨小头·腓骨头前韧带·胫骨外侧髁

腓骨肌包括腓骨长肌和腓骨短肌，它们位于小腿外侧肌间隔中。腓骨长肌和腓骨短肌分别从跛趾和小趾的底部向上延伸到膝关节和小腿外侧，两者共同协助足部跖屈和旋前。腓骨肌较突出的功能是提供踝关节外侧的动态稳定性。腓骨长肌斜跨足底中部，影响着足部内侧纵弓和横弓的排列、弹性和适应性。

练习时除了要考虑充足的肌肉力量和长度，筋膜的抗拉强度和适应性也需要考虑。为了获得最佳功能，腓骨长肌、腓骨短肌需要与比目鱼肌（后表线）和趾长伸肌（前表线）保持相对滑动。

筋膜运动特性

肌肉协作·适应性·滑动性·动觉

机车库：足部

后表线·前表线·体侧线·螺旋线·前深线

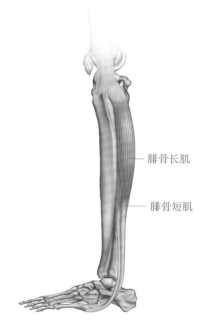

腓骨长肌

腓骨短肌

腓骨长肌·腓骨短肌·小腿外侧肌间隔·腓骨小头·**腓骨头前韧带**·胫骨外侧髁

腓骨长肌的筋膜与短而宽的腓骨头前韧带连接，后者可以当作是导向髂胫束的道岔。

筋膜运动特性

力传递

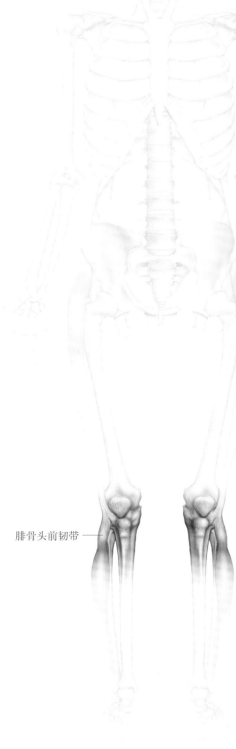

腓骨头前韧带 ——

腓骨小头·腓骨头前韧带·胫骨外侧髁·**髂胫束·阔筋膜张肌·臀中肌·臀大肌**·髂前上棘·髂嵴·髂后上棘·腹外斜肌·腹内斜肌

髋部的Y

　　最有名的——至少在以筋膜为主的练习领域中是如此——髂胫束，也被称为髌骨外侧束。通常髂胫束被视作一条沿着大腿外侧的"独立"强韧绑带，但我们也要了解髂胫束是阔筋膜内的一个加固物，它像是筋膜裤袜一样包裹着大腿肌肉。阔筋膜的深层部位也会形成肌间室。

　　强韧、狭窄又厚实的髂胫束从膝关节下方向上延伸，其筋膜在直达髂骨的走行中变宽变薄。具备高抗拉强度的髂胫束能够稳定膝关节外侧并从侧向支撑髋关节，同时也充当大转子的坚固筋膜罩。当你每次单腿站立时，大转子会"挤压"这个有韧性的筋膜罩，而这个筋膜罩不仅反过来"给予"大转子足够力量以协助运动，同时又"支撑"髂胫束的筋膜整体结构的完整。就运动本身而言，在步行和跑步等下肢摆动动作中，髂胫束功能如同坚固的弹簧，贡献的动能可增加这些活动的动力和效率。

　　我们在垫上练习时一方面会追求髂胫束足够的抗拉强度，以及其适应性、流动性、弹性和动觉。另一个重点是相对于下层肌肉的滑动性，尤其是股外侧肌。

　　髂胫束的张力主要由三块肌肉调节：前侧的阔筋膜张肌、中间的臀中肌、后侧的臀大肌。在你站立时，将一只手放在髋外侧，中指朝向脚下——这时，你的拇指会指向阔筋膜张肌，中指会指向臀中肌，小指会指向臀大肌。我们需要先了解上述肌肉各自单独的功能，才能理解这些肌肉在体侧线中如何协作。

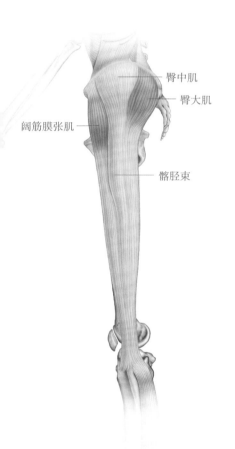

臀中肌

臀大肌

阔筋膜张肌

髂胫束

顾名思义，阔筋膜张肌，特别是作为加固物的髂胫束，就是阔筋膜的张力器。阔筋膜张肌附着于髂前上棘并协助髋关节屈曲、内旋和外展。臀大肌是髂胫束的另一个强大张力器。在体侧线的筋膜中，我们会把重点放在臀大肌的上部纤维。臀大肌附着在臀后线并越过髂后上棘，能够协助髋关节伸展、外旋和外展。臀中肌位于髂骨的后侧，从髂前上棘向髂后上棘展开。臀中肌前部的功能和阔筋膜张肌的功能相似，后部则和臀大肌上部纤维的功能类似。臀中肌的前部和后部会共同协作完成髋外展。

分别回顾过上述三块肌肉的单独功能后，我们了解到这三块肌肉相互协作多维度维持髋关节的动态稳定。明显的动态稳定模式发生在冠状面，通过三块肌肉的等长收缩和髂胫束的张力来防止髋关节过度内收。另一个较不明显但功能上极为重要的方面是它们具有多维度性。当你步行、跑步或进行任何其他需要暂时用一条腿站立并向前移动的活动时（如单腿跳），骨盆会在承重腿的股骨头上旋转，同时髋关节伸展和屈曲。这代表着阔筋膜张肌、臀中肌、臀大肌以不同的时序、不同的位置、不同的角度保证骨盆动态地稳定在股骨上。

现在让我们把注意力放在髋部 Y 形构成对动作的贡献上。尽管这三块肌肉能够完成髋关节外展，但这在日常生活中却不常发生。相较之下，"有控制的"髋内收，会使筋膜弹性地收缩和回弹，这才是（或才应该是）我们每一次迈步的一部分。

筋膜运动特性

抗拉强度·肌肉协作·力传递·适应性·多维度性·流动性·滑动性·弹性·动觉

机车库：腹股沟

 前表线·体侧线·螺旋线·前功能线·同侧功能线·前深线

脱轨

当我们顺着体侧线从髋部的 Y 结构移至躯干的 X 结构时，会遇到脱轨的情况，也就是说倾斜的纤维方向和锐角交叉打破了解剖列车的一般规则。观察体侧线中连贯的张力线，最佳方式就是将其可视化。先在脑海中想象髋部 Y 形的两个尖头指向髂前上棘和髂后上棘。从髂嵴向上，肌筋膜的排列持续以交叉的形式呈现。当身体长时间侧向伸展时，髋部、腰部和胸廓-侧筋膜会共同趋向于纵向拉伸。这时能明显地看到连贯的拉力线。但除此之外还有一种不需要可视化的筋膜连接——阔筋膜张肌和腹外斜肌筋膜就像是同一块布料，因此能够将力量从体侧线下部传递到上部。

髂胫束·阔筋膜张肌·臀中肌·臀大肌·髂前上棘·髂嵴·髂后上棘·**腹外斜肌**·**腹内斜肌**·肋骨·肋间外肌·肋间内肌

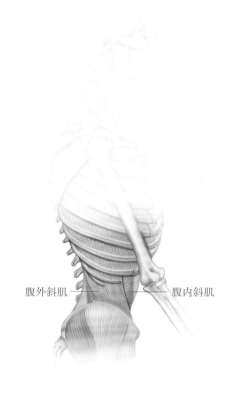

腹外斜肌 —————— 腹内斜肌

腰部的 X

　　腹外斜肌以对角线形式从前下方向后上方延伸，从耻骨结节和髂嵴前半部向外侧包裹胸廓，向上直至第 5 肋骨。在它下层，腹内斜肌也以对角线形式从后下方向前上方延伸，从髂嵴前 2/3 和髂耻弓向内侧包裹胸廓，到最下面 3 根肋骨的位置。在腰部，X 形的模式是显而易见的。请注意，两层腹斜肌的筋膜会形成腹直肌鞘的一部分，是胸腰筋膜的延续。腹外斜肌筋膜与胸腰筋膜的浅层融合（后侧）。腹内斜肌筋膜与胸腰筋膜的中层和深层融合（前侧）。

　　当同侧腹斜肌收缩时，这些肌肉以二重奏的形式通过向下拉一侧胸廓和（或）向上提同侧髋部，让脊柱做同侧的侧屈（弯曲）。它也可以控制脊柱向对侧侧屈（弯曲）的程度。

　　动态的腰椎 - 骨盆稳定是"腰部 X"的另一个关键功能。腹外斜肌主要是以动作为导向的肌肉，腹内斜肌（尤其是肌肉的下部）主要在动作和稳定间维持平衡。从这个角度来说，腹斜肌在与腹横肌（前深线）协作时，既提供了核心稳定性，也提供了我所说的全方位稳定性。在核心稳定练习中，激活的重点放在姿势导向的肌肉上。全方位的稳定则需要姿势导向和动作导向肌肉的互相协作，为负荷较重的关节提供额外的支撑。

　　在垫上练习和日常生活中，运动能力和动态稳定同样重要。虽然足够的肌肉力量对于功能的重要性不言而喻，但肌肉长度对于维持最佳健康状态也同样重要。比如髋骨和最下方肋骨间有足够距离，才能使腹部器官有足够的空间。从筋膜的角度来看，在腰部 X 形筋膜区域，抗拉强度、适应性、弹性的联合作用同动觉及滑动一样重要。

筋膜运动特性

　　抗拉强度·肌肉协作·力传递·适应性·流动性·滑动性·弹性·动觉

机车库：腹部

 前表线·体侧线·螺旋线·前功能线·同侧功能线·臂前表线·前深线···（后表线·后功能线）

髂前上棘·髂嵴·髂后上棘·腹外斜肌·腹内斜肌·肋骨·**肋间外肌**·**肋间内肌**·第 1 和第 2 肋·胸锁乳突肌·头夹肌·乳突·枕嵴

胸廓的 X

肋间外肌与腹外斜肌纤维走行角度一致，填充了 12 根肋骨之间的 11 个间隙。在肋间外肌的下层是肋间内肌，其纤维走行角度与腹内斜肌相似。

肋间肌通常被视为用力呼吸时的辅助肌。吸气时肋间外肌上提肋骨扩大胸廓以吸进更多空气；而深呼气时肋间内肌会将肋骨向内压。作为肌筋膜单元，它们提供胸廓动态稳定性，但其实肋间肌还有更多功能。

在步行等有节奏的活动中，当骨盆和胸椎向对侧旋转时，肋间肌筋膜会有弹性绷紧和回弹，为运动提供动能。然而上述功能的前提是胸廓需要具有足够的三维活动性以适应筋膜弹性。而肋间筋膜要能进行活跃且节能的拉长和放松还需要肌筋膜层之间的充分滑动。因此，练习的重点在于多维度运动（侧屈加上胸椎和肋骨的螺旋动作）并结合有意识地强化呼吸运动。

筋膜运动特性

肌肉协作·适应性·多维度性·滑动性·弹性·伸展性·动觉

机车库：胸部

前表线·体侧线·螺旋线·前功能线·同侧功能线·臂前表线·臂前深线…（前深线）

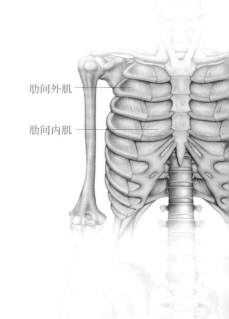

肋间外肌

肋间内肌

功能性连接

从肋骨 X（肋间肌）结构到颈部 X（胸锁乳突肌和头夹肌）结构的连接在本质上具有功能性。它在身体处于运动状态时发挥重要作用，如行走、跑步或在打壁球时的来回跑中，使头部稳定在移动的躯干上，同时使眼睛与地平线保持水平。然而这个规则在某些特定类型的练习中也有例外。

稳定头部：　在步行等日常活动中，当脊柱侧向弯曲和旋转时，颈部 X 结构会同时产生调整，将头部稳定在下方移动的中轴骨上。脊柱侧屈时颈部左右的 X 协同作用保持头部动态平衡。在脊柱旋转动作中，每支 X 都会协同运动以适应胸廓的转动。

移动头部：　在身体觉察练习中，我们通常会让头部、颈部与脊柱的其他部分成一条直线，以优化本体感觉技能，并以协作方式加强上半身的侧屈肌肉。这时颈部的 X 也会跟着适应性调整，但这不是为了抵消来自下方脊柱的运动而是参与其中。

腹外斜肌·腹内斜肌·肋骨·肋间外肌·肋间内肌·第1和第2肋·**胸锁乳突肌**·**头夹肌**·乳突·枕嵴

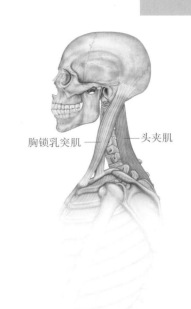

胸锁乳突肌 —— —— 头夹肌

颈部的 X

胸锁乳突肌与头夹肌一起形成了体侧线最上部的 X 形结构。胸锁乳突肌（特别是胸骨头部）从胸骨柄向后上方延伸至头部侧面、乳突和枕骨的上颈线。X 的另一条（头夹肌）从颈椎的最低处和胸椎的最高处向前上方走行，最后至头部的侧面附着在上项线和乳突上。

在冠状面协同工作时，胸锁乳突肌和头夹肌会使头部向同侧屈。而在另一个方向上，两者在控制运动活动范围的同时亦可减缓头部向对侧侧屈的速度。

接着我们来看水平面运动，一侧胸锁乳突肌使头部能够向对侧旋转，而一侧头夹肌则让头部向同侧旋转。

虽然每块肌肉单独的功能很重要，但胸锁乳突肌和头夹肌的相互作用对日常生活和运动却更有帮助。这种相互作用使颈部的 X 结构能够动态地将头部稳定在移动的躯干上，从而相对地保持头部和眼睛的稳定。而当躯干静止时，我们几乎不会用到胸锁乳突肌和头夹肌。状态良好的前深线和后表线就可以使头部在脊柱顶部保持适当地平衡。

利用垫上练习培养颈部 X 本体感觉的清晰度和适应性非常重要。理想状况下，上述特性也会伴随流动性和沉稳性，让头脑保持冷静且放松。

筋膜运动特性

肌肉协作·适应性·多维度性·流动性·滑动性·张力调节·动觉

机车库：头部

后表线·前表线·体侧线·螺旋线·臂后表线·臂后深线·前深线

做得好，
奖励时间到了！

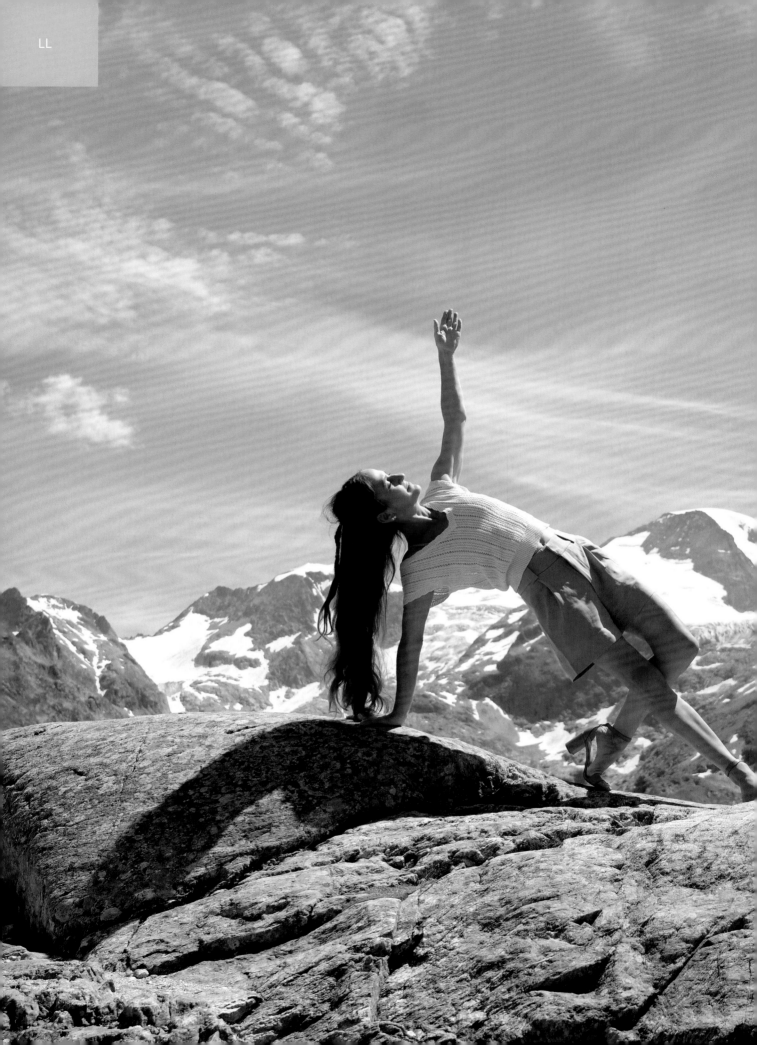

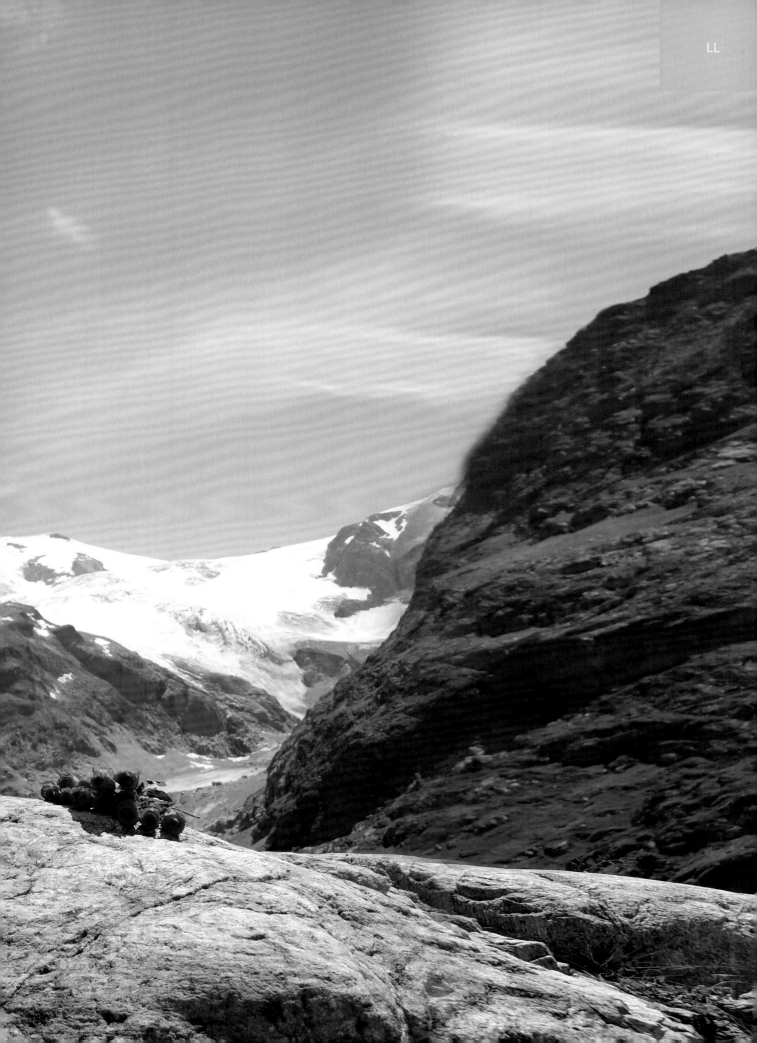

从整体认识彼此的关系

在详细探索这条经线中单个肌肉和筋膜结构之后，现在我们跳出局部来看看体侧线的整体功能。

胸廓悬吊

为了全面了解体侧线的功能，我们需要深入了解前深线和托马斯所说的深层体侧线。就像肌筋膜悬吊系统一样，腰方肌和斜角肌分别向下和向上拉伸使胸廓悬挂在两者之间。将这个构造可视化之后，可以清楚地了解腰方肌和斜角肌内部和之间的动态平衡、抗拉强度和适应性对于促进胸廓、肺部和肋间肌的扩张和收缩有多么重要。

扩展向下筋膜趋势

我们在第一章中谈到了后表线"向下扎根"的筋膜趋势，并接着讨论了前表线具备"提升"的筋膜趋势。那体侧线呢？因为此处的肌筋膜呈现网状交叉的结构，并连接了后表线和前表线，我们不难想象它具有水平向前和向后扩展的筋膜趋势。在练习中，我们通过多维的运动和自我按摩练习来强化这种宽阔的感觉。扩展的体侧线可以召唤美妙的体验，这种体验既有躯体空间感，也有身体在使用外在空间时的自信感。

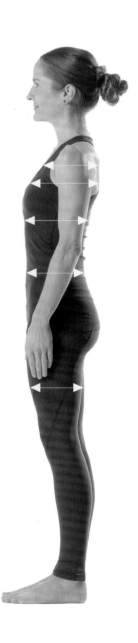

与前深线的功能联系

所有的肌筋膜经线都依赖前深线的最佳功能,才能把自身的排列、移动和感受都提升到最佳状态。然而体侧线与全身肌筋膜核心(超越胸廓悬吊本身)有着特殊的关系。由于它们的位置关系,体侧线和前深线保持动态平衡的同时也密切合作,提供从足部到头部的动态稳定。需注意的是,动态稳定可确保结构完整性和适应性。

动态稳定	前深线	体侧线
足和踝关节	长屈肌、趾长屈肌、胫骨后肌	腓骨长肌、腓骨短肌
膝	腘肌筋膜	腓骨头前韧带、髂胫束
髋	大收肌 长收肌、短收肌、耻骨肌	髋部的 Y: 髂胫束、阔筋膜张肌、臀中肌、臀大肌
腰椎–骨盆区域	盆底肌、腹横肌、腰方肌、胸腰筋膜(深层)	腰部的 X: 腹内斜肌(胸腰筋膜的深层和中层),腹外斜肌(胸腰筋膜的浅层)
胸廓	壁层胸膜、胸横肌	胸廓的 X: 肋间外肌、肋间内肌
颈部和头部	斜角肌群、颈长肌、头长肌	颈部的 X: 胸锁乳突肌、头夹肌

肩部和手臂的自由

当观察颈部 X 的功能时，我们讨论了胸锁乳突肌和头夹肌，尤其是在身体移动时，它如何作为动态稳定肌行使功能的。手臂的运动当然属于躯干运动的一部分。这代表着当我们行走、起床伸懒腰或提购物袋时，体侧线和手臂线会一起工作。体侧线覆盖了中轴骨（脊柱、胸廓和头部），它让属于附肢骨（腿、骨盆、肩带和手臂）的手臂线可以自由移动。

然而，可能发生的情况是，手臂线与头颈经线出现"肌筋膜缠结"。在这种情况下，由斜方肌上部（臂后表线）和肩胛提肌（臂后深线）组成的手臂线 X 强过了颈部体侧线的 X。这会降低运动灵活性，并会引起头部和肩部的不适。不仅如此，为了保持头部平衡，体侧线 X 不仅需要在肌张力和筋膜张力方面保持平衡，还需要得到前深线深层颈屈肌的足够支撑。如果没有前深线支撑，头部就会出现常见的头前伸姿势。当斜方肌上部和肩胛提肌将头部向前拉时，前深线将无力阻止。因此，手臂线和中轴骨之间的肌筋膜区分对于保持头部最佳位置、颈部放松感和肩部适当的灵活性至关重要。

在理想情况下，部分手臂线会"覆盖"在体侧线之上。可三维扩张的胸廓为肩带提供了宽阔的支撑基底。移动时，手臂线和体侧线的肌筋膜结构之间有足够的滑动，可以提高功能效率和轻松感。

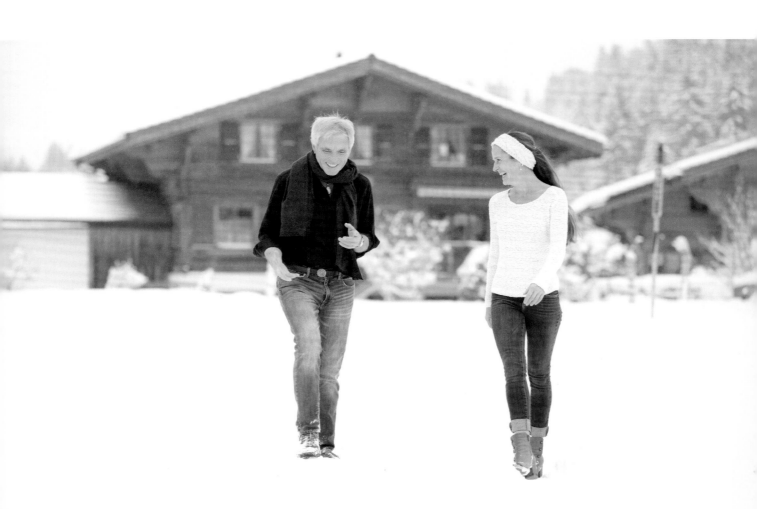

值得深思的科学小花絮

髂胫束弹簧和你的体侧线：海蒂的分享

髂胫束以及阔筋膜张肌、臀大肌和臀中肌对步行（和跑步）的关键组成部分十分重要。这些关键的组成部分包括了膝关节外侧动态稳定性和多维度的髋关节稳定性、髋关节外展、髋关节内收减速和髋部外侧弹性。髂胫束可以说是证明胶原蛋白具有钢铁般抗拉强度的最佳例子。实验证明用尸体的髂胫束甚至可以悬挂住汽车。随着纵横交错的网格结构穿过髂胫束的纤维，从婴儿开始学会行走的那一刻，"形态追随功能"就开始发挥作用了。这个特性与生俱来，在出生时就可以察觉到其微弱的存在。然而，只有通过爬、坐、站和行走，筋膜系统才开始发挥作用，发展出这种奇迹来支持运动中的身体需求。

这篇充满科学知识的花絮摘自 Eng 等人在 2015 年发表的一篇名为《相对于黑猩猩大筋膜，人类髂胫束专门用于弹性能量存储》（*The Human Iliotibial Band is Specialized for Elastic Energy Storage Compared with Chimp Fascia Lata*）的研究论文。在这项研究共有四个假设，其中第三个假设推测"人类髂胫束在双足行走过程中单个身体单元的弹性能量储存的潜力要远远大于黑猩猩大筋膜"。尽管这项利用黑猩猩和人类尸体收集的数据进行的研究中存在许多局限性，但最终这一假设被证明具有强有力的证据支持。事实上，作者指出，如果未来的研究能够解决这些局限性，那么针对人体解剖学这一独特特征的证据将会得到加强。例如，当使用老年尸体进行研究时，显示老年人的髂胫束弹性能量存储能力会比年轻个体的标本低。

这项研究的结果也印证了我们在基于经验的实践中早已开展的工作。通过伸缩练习，我们可以把髂胫束训练得像坚固、高效、节能的弹簧，在步行、跳舞和跑步等振荡动作中发挥最佳功能。确保整个阔筋膜（髂胫束是阔筋膜的一部分）与下层结构（如股外侧肌）有足够的滑动是值得付出努力的，这将在每项日常生活和运动中带来益处。

那么，你的髂胫束感觉起来如何？更像黑猩猩的一样单薄还是更像弹簧一样有弹性？无论如何，这个坚韧的筋膜带的弹性储存能力是可被训练的。当你的身体随着运动中的体侧线前行时，看看你是否可以从你的脚步中发展出一种不同的弹跳感或跑步中的力量感。尽情享受它吧，这是旅程的一部分。

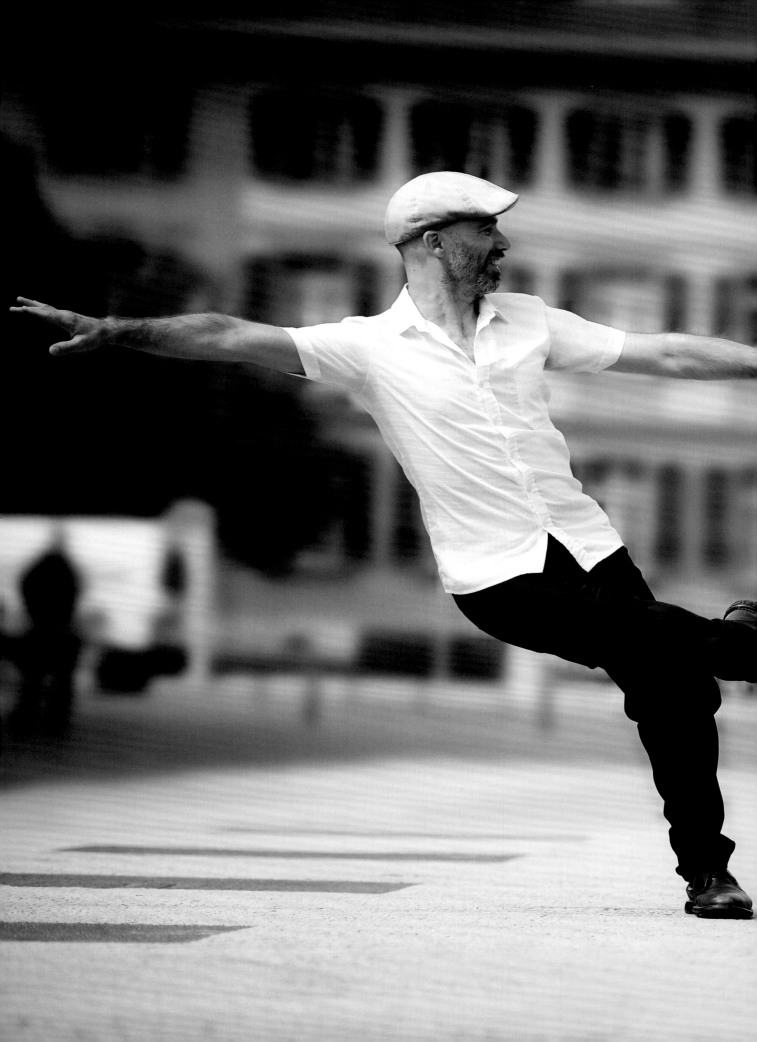

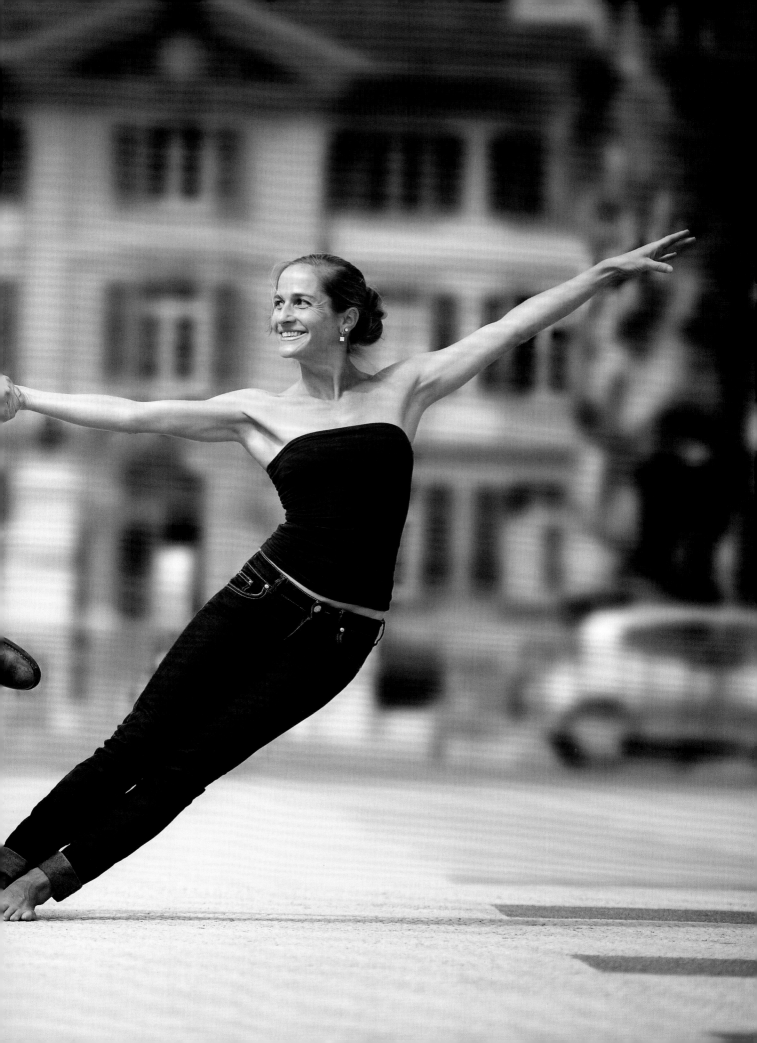

螺旋线

生活的艺术家

让你活力满满的螺旋线从身体的头部向下环绕延伸至足部，再向上绕回头部。一侧的螺旋线从头后侧开始，这条经线向内下延伸至脊柱并与身体的中线首次交会。顺着胸廓，它继续往下前进跨过腹部，并第二次越过中线。接着从髂骨的顶部，它向下绕过足底，仿佛是支撑腿部的"马镫"一般，再向上到达骨盆的后侧。螺旋线在骶骨第三次跨越中线。最后螺旋线沿着脊柱向上回到头后侧的另一边，与起始侧相对。螺旋线的两条肌筋膜经线共同形成一组反向螺旋线。

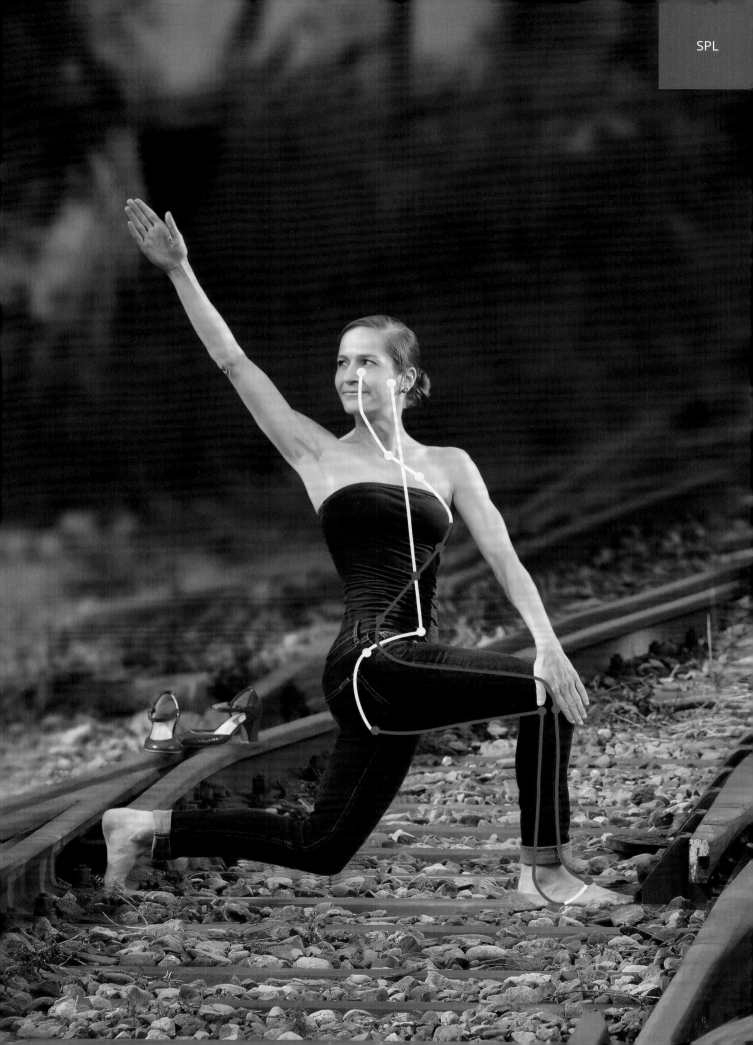

认识螺旋线

以下是我认为与螺旋线密切相关的五种感觉属性。

活力： 　身体强壮、精力充沛、头脑清醒，以上都是活力的内在源泉和成分，亦是值得积极培养的属性！螺旋线的环绕结构和所产生的动能，使它成为一个出色的引导者。当状态良好时，这条肌筋膜经线的抗拉强度和肌张力可以使身体保持多维度的强壮和敏捷。经验显示，螺旋性的运动可以帮助体内稳态产生自我调节，让我们保持精神焕发和情绪平稳。而当你感觉到身心健康、活力恢复、轻松自在时，你的思维会更清晰。看！你已经找到利用螺旋线产生内在活力的方法了。

放大器： 　螺旋线的一个特质是可以强化原有的能量水平。你会发现在进行以螺旋线为主的练习时及之后一段时间，你原本的能量水平逐渐或快速地被提高或下降。能量似乎都流向了它需要去的地方。当感觉资源充足时，螺旋线可以作为一个放大器，提高我们的行动力和生产力。无论是否刻意为之，它可以激发新的想法，或是让我们保持清醒。当身体需要休息时，螺旋线可以弱化不断"做事"的紧迫感。消除了这种内在驱动力或过度驱动力可以让人松一口气，即使一开始这种放松可能会使人感到无所适从。无论是前者还是后者，被"舒展"的螺旋线会带领我们放慢脚步，让身心恢复活力。

外向性： 　无论是在静止还是活动的状态下，你都无法忽视螺旋线。它精力充沛，动作引人注目且肢体语言富有表现力。通过与其他肌筋膜经线共享其大部分肌筋膜结构，它从其他经线中汲取能量，但它同时也慷慨地给予。简而言之，螺旋线很外向！

　　PS：如果你正在寻找内向特性的肌筋膜，请关注具有安静接收特性的体侧线。

乐天：　　　乐天代表自信乐观，是螺旋线最明显的属性。让"乐天"一词更贴近这个属性的是它的拉丁语起源"sanguis"，即为"血"。血就是生命，而红色是一种浑厚、充满活力的颜色。当在最佳状态时，螺旋线就是充满生命力的——如果它能大笑，就会开怀大笑。你是否能想象它把双臂高举到空中，表达出它拥有的热情吗？我绝对可以。

慷慨：　　　丰饶的感觉加上好施的精神是值得培养的崇高品质。尽管螺旋线是最长的经线，但它仅仅保留独属于它自己的三个肌筋膜结构，其他所有的结构都慷慨的与筋膜"社群"共享，因此慷慨亦是螺旋线的天性。

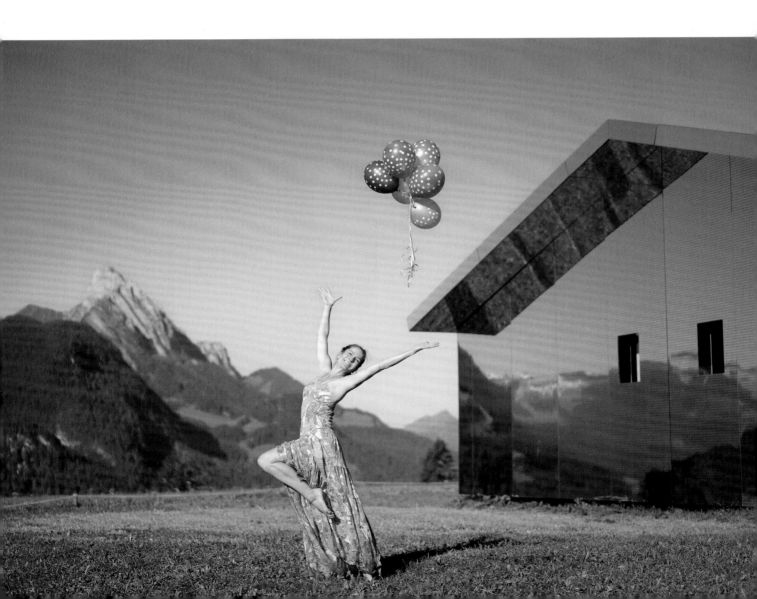

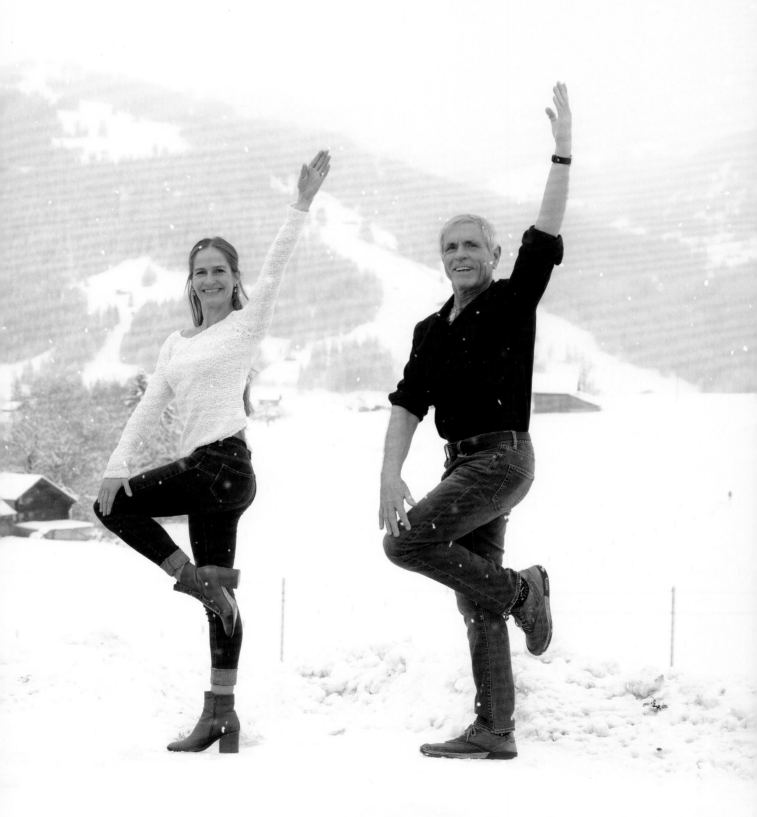

通过托马斯的视角看螺旋线

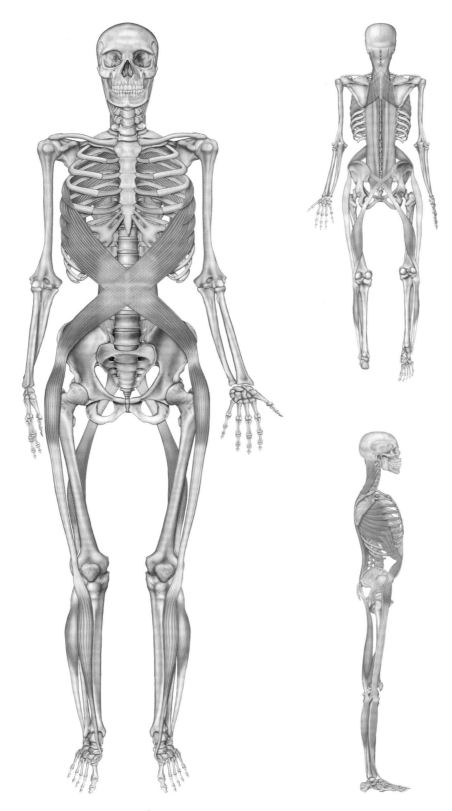

惠允引自 *Anatomy Trains*® ELSEVIER

认识解剖结构

骨骼车站和肌筋膜经线

1　枕嵴、乳突、寰椎、枢椎

2　头夹肌、颈夹肌

3　下颈椎、上胸椎棘突

4　大菱形肌、小菱形肌

5　肩胛骨内侧（脊柱）缘

6　前锯肌

7　肋骨外侧

8　腹外斜肌

9　腹直肌鞘、白线

10　腹内斜肌

11　髂嵴、髂前上棘

12　阔筋膜张肌、髂胫束

13　胫骨外侧髁

14　胫骨前肌

15　第一跖骨底

16　腓骨长肌

17　腓骨小头

18　股二头肌

19　坐骨结节

20　骶结节韧带

21　骶骨

22　骶髂背侧长韧带

23　髂骨、脊椎棘突和横突

24　胸腰筋膜（中层和表层）、

脊柱伸肌和旋转肌

表层伸肌：竖脊肌（髂肋肌、最长肌、棘肌）

深层旋转肌和稳定肌（半棘肌、多裂肌、回旋肌）

最深层稳定肌（棘突间肌、横突间肌）

25　枕嵴

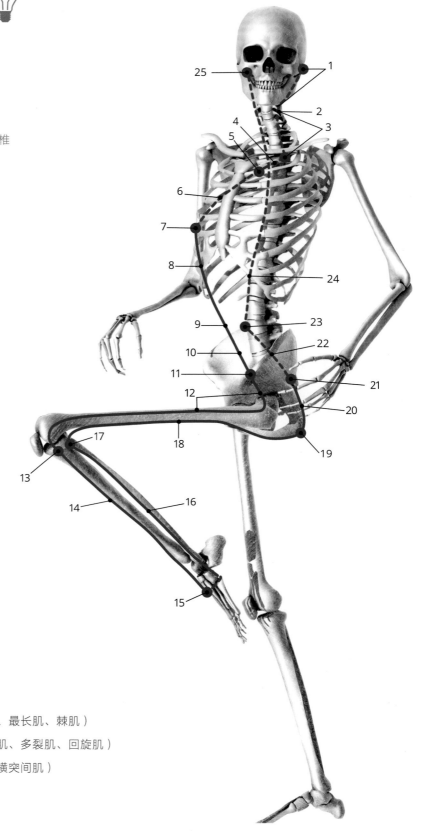

学习姿势和运动功能

这条多才多艺的肌筋膜经线在日常生活和运动中灵巧地协助我们维持动态稳定，及完成各种动作。螺旋线虽然在身体的各个平面协助姿势的平衡，但它主要的动作强项在于螺线形和水平旋转。在练习螺旋线动作时，我们其实已经跨入了多维度的领域。

在阅读下面的表格时，你会发现之前我们单独列出的一些肌肉和筋膜结构都被放进不同的群组，它们各组的功能都是群组中各肌筋膜单位协作的结果。

1. 头夹肌和颈夹肌：	提供头部和颈部的动态稳定性 颈部同侧屈，减缓对侧屈 头部和颈部同侧旋转，减缓对侧旋转
2. 大菱形肌，小菱形肌、前锯肌：	肩胛骨多维度的动态稳定性
3. 腹内斜肌、腹外斜肌：	腰椎－骨盆的动态稳定性 胸椎一侧旋转和减缓胸椎向对侧旋转 提供腹部螺旋弹性
4. 阔筋膜张肌、髂胫束：	提供髋外侧的动态稳定性 髋关节屈曲、外展、内旋，减缓髋关节内 　　收、伸展、外旋
5. 胫骨前肌、腓骨长肌：	足与踝关节的动态稳定性
6. 股二头肌：	膝关节屈曲 髋关节伸展，减缓屈髋 髋部后侧弹性
7. 骶结节韧带、骶髂背侧长韧带：	骶髂关节的动态稳定性 感觉反馈
8. 胸腰筋膜：	脊柱多维度的动态稳定性 脊柱多维度的弹性 感觉反馈
9. 脊柱伸肌和旋转肌：	脊柱多维度的动态稳定性 脊柱同侧旋转，减缓脊柱向对侧旋转 脊柱螺旋弹性

站上瑜伽垫，解析螺旋线

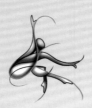

动作练习：解剖
运动中的螺旋线解剖

动作练习：功能解剖
运动中的螺旋线功能解剖

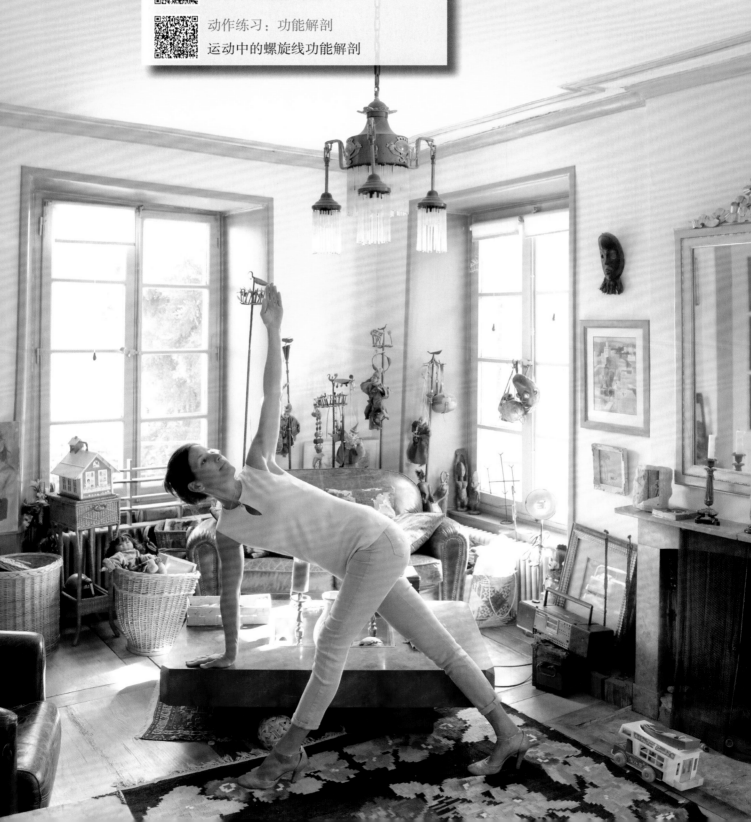

肌筋膜解剖详解

　　螺旋线所有的肌肉和筋膜在结构上都相连，使这条经线成为一个整体。然而，力量的传递还是会随着我们的移动方式及是否在移动而存在差异。

　　你会在这一章看到一个称作"联系"的新副标题，这是为了说明螺旋线中的某些结构同时也属于其他经线。为了阅读方便，我们会从头部右侧的头夹肌开始沿着经线向下介绍。

枕嵴、乳突、寰椎、枢椎・**头夹肌、颈夹肌**・下颈椎、上胸椎棘突・大菱形肌、小菱形肌

　　两块背部表层肌开启（或终止）了螺旋线环绕身体的"长途旅程"。像英文字母 V 的一支，头夹肌和颈夹肌从头骨底部的外侧和上颈椎横突，一路向下到达下颈椎和胸椎中段的棘突上。作为螺旋线的一部分，这些肌筋膜单元让头部和颈部能进行同侧侧屈和旋转。它们负责在身体移动时为头颈提供动态稳定性。

　　螺旋线其他部分若有失衡的状况，则会使头部偏离正确的位置。这两条夹肌就会失去原有的轻松感。不管螺旋线排列如何，有时候头部并不真的"参与"运动。这代表头部和身体其他部分并不是完全绑定在一起的。不管哪种情况，单一处理头夹肌或颈夹肌都可能没办法解决头部偏移的问题。然而，有意识地将头部的本体感觉整合到身体其他部分的水平和螺线形旋转运动中，还有很长的路要走。

联系

　　头夹肌（右）：体侧线（右）
　　颈夹肌：螺旋线专属

筋膜运动特性

　　肌肉协作・适应性・多维度性・流动性・滑动性・张力调节・动觉

机车库：头部

 后表线・前表线・体侧线・螺旋线・臂后表线・臂后深线・前深线

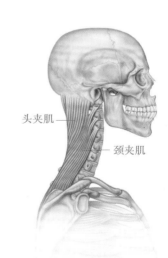

头夹肌

颈夹肌

1. 跨过中线

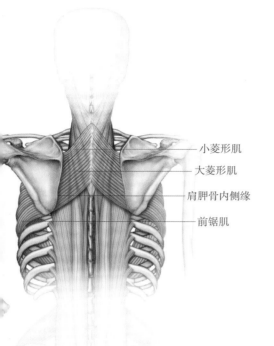

小菱形肌
大菱形肌
肩胛骨内侧缘
前锯肌

头夹肌、颈夹肌·下颈椎、上胸椎棘突·**大菱形肌、小菱形肌**·肩胛骨内侧缘·**前锯肌**·肋骨外侧·腹外斜肌·腹直肌鞘、白线

　　大菱形肌和小菱形肌一起，连同前锯肌形成一条连续的肌筋膜悬吊带。菱形－前锯肌（如托马斯所称）从颈椎最下端和胸椎上端展开到胸廓的侧缘。前锯肌带有锯齿状的外观，从第 1 肋到第 8 肋或第 9 肋，有时候甚至第 10 肋，一路延伸到肋骨架侧面。肩胛骨内侧缘就像是黏在菱形肌－前锯肌的筋膜上。

　　菱形－前锯肌最显著的功能就是为肩胛骨提供多维度的动态稳定性。这条悬吊带中的菱形肌部分会使肩胛骨向上（上提）和往内（内收）运动，并让肩胛骨下角向脊柱方向靠近。相反，前锯肌部分会将肩胛骨往前（前外侧）拉，并使肩胛骨下角远离脊柱。在肩关节运动中，菱形肌和前锯肌的平衡对抗为肩胛骨提供了适应性和多维度的稳定性。从功能角度而言，我们还有更多要考虑之处。状态良好的菱形－前锯肌筋膜悬吊带会让肩胛骨舒适地依偎在胸廓后壁上，同时进行顺畅滑动。有足够的滑动，手臂就可以自由移动，胸廓的扩张和收缩就不会被干扰，呼吸也会更轻松自在。上述在练习中需要放松的筋膜滑动层位置在以下筋膜结构之间：

- 菱形肌和深层的脊柱伸肌（后表线、前表线）
- 菱形肌和浅层的斜方肌（臂后表线）
- 前锯肌和肩胛下肌（臂后表线）
- 肩胛下肌和肋间筋膜（体侧线）

联系

　　大菱形肌、小菱形肌（右）：臂后深线（右）
　　前锯肌：螺旋线专属

筋膜运动特性

　　抗拉强度·肌肉协作·力量传递·适应性·多维度性·流动性·滑动性

大菱形肌、小菱形肌·肩胛骨内侧缘·前锯肌·肋骨外侧·**腹外斜肌**·**腹直肌鞘、白线**·**腹内斜肌**·髂嵴、髂前上棘·阔筋膜张肌、髂胫束

腹外斜肌从胸廓中下段前锯肌止点起始，它的筋膜与腹直肌鞘的筋膜相连，将螺旋线带到腹部前侧。在白线处，这条肌筋膜经线第二次跨过中线。

2. 跨过中线

腹直肌鞘与腹内斜肌直接相连并通过腹内斜肌的连接与髂前上棘和髂嵴相连。

一侧的腹外斜肌与对侧相对应的腹内斜肌，在腹部构成了 X 形结构的一支。这些肌肉协同作用屈曲腰椎同时旋转胸椎。与脊柱伸肌群和节段旋转肌群（多裂肌、回旋肌）协作时，对应的腹外斜肌、腹内斜肌还能辅助脊柱自旋转和螺旋式延长椎体的排列——而这就是练习的要点：通过腹斜肌和脊柱旋转肌之间平衡的相互作用来减少脊柱螺旋式运动形成的压力。

此处对腹斜肌进行详细介绍，是为了明确什么是状态良好、强壮和柔韧的肌肉。而筋膜关键是具有足够的抗拉强度、适应性、弹性以及筋膜层之间的滑动。因为这些特性有助于维持轻松自在的直立姿势、背部健康、步伐轻盈和脊柱多维度运动的效率。

值得注意的是腹外斜肌和腹内斜肌宽阔的筋膜结构也是多层胸腰筋膜的一部分，这同时也意味着螺旋线从腹部到背部存在直接筋膜连接。

联系

腹外斜肌（右）：体侧线（右）·同侧功能线（右）

腹直肌鞘（右 / 左）：前表线·体侧线·前功能线·同侧功能线·前深线（右 / 左）

腹内斜肌（左）：体侧线（左）

筋膜运动特性

抗拉强度·肌肉协作·力传递·适应性·多维度性·滑动性·弹性·动觉

机车库：腹部

前表线·体侧线·螺旋线·前功能线·同侧功能线·臂前表线·前深线…（后表线·后功能线）

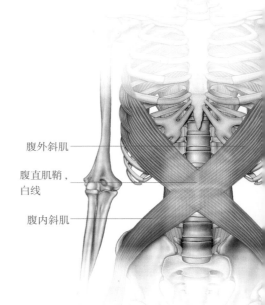

腹外斜肌

腹直肌鞘，白线

腹内斜肌

髂嵴、髂前上棘·**阔筋膜张肌、髂胫束**·胫骨外侧髁·**胫骨前肌**·第一跖骨底·**腓骨长肌**·腓骨小头·**股二头肌**·坐骨结节

　　在螺旋线的下半段会出现另一条肌筋膜悬吊带。它像一条"马镫"一样附着在骨盆外侧，一路绕过足底。从阔筋膜张肌和坚韧的髂胫束开始，这条马镫样悬吊带从髂前上棘和髂嵴前侧向下延伸，在膝关节外侧下方、胫骨外侧髁处与胫骨前肌连接。胫骨前肌向下延伸跨过胫骨，继续向下到达足底第一跖骨底部连接到腓骨长肌的筋膜。向上的旅程则沿踝关节后侧和小腿外侧直到腓骨头。利用腓骨头作为股二头肌的道岔，而后这条马镫样悬吊带会附着在骨盆后侧的坐骨结节和骶结节韧带上。

　　"马镫"的比喻正好形象地说明并强调了骨盆和足之间的功能联系，这意味着骨盆和足部之间的排列和运动是相关的。当骨盆移动时，足部会随之移动；当足部移动时，骨盆周围的张力也随之变化，至少它们应该这样互相关联。这需要更多的解释。我们先假设骨盆的位置在中立位，且足弓具有功能正常的适应性。

- 当骨盆前倾（向前），足弓可能是打开（足旋前）。
- 当骨盆后倾（向后），足弓可能是上提（足旋后）。
- 当骨盆向右侧旋转，右侧足弓可能上提（足旋后）而左侧足弓可能打开（足旋前）。当骨盆向左侧旋转时，则相反。

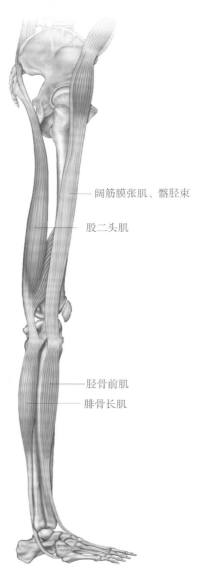

阔筋膜张肌、髂胫束

股二头肌

胫骨前肌

腓骨长肌

任何规则都有例外。虽然我们在很多骨盆中立和足弓适应性良好的人身上看到了上述情况，但对另一些人来说，他们骨盆和足部动作的联系会有不同的表现。不管是哪种情况，以下问题都值得考虑。

- 如果骨盆位置不在中立位，足部会如何受到影响？
- 如果足部结构没有对位对线，结构太紧或太松，骨盆会受到什么影响？
- 如果足部无法适应骨盆的运动，足部的肌筋膜状态会是如何呢？
- 如果骨盆处于旋转状态，但足趾却指向正前方，那代偿是发生在哪里呢？

在垫上练习时，我们应该把重心放在这条马镫样肌肉和筋膜结构内部各部分之间的动态平衡上，除此之外骨盆和足部两者相互关联的动觉意识也很重要。

联系

阔筋膜张肌、髂胫束（右）：体侧线（右）

胫骨前肌（右）：前表线（右）

腓骨长肌（右）：体侧线（右）

股二头肌（右）：后表线（右）

筋膜运动特性

抗拉强度・肌肉协作・力传递・适应性・多维度性・流动性・滑动性・弹性・动觉

机车库：腹股沟

前表线・体侧线・螺旋线・前功能线・同侧功能线・前深线

机车库：足部

后表线・前表线・体侧线・螺旋线・前深线

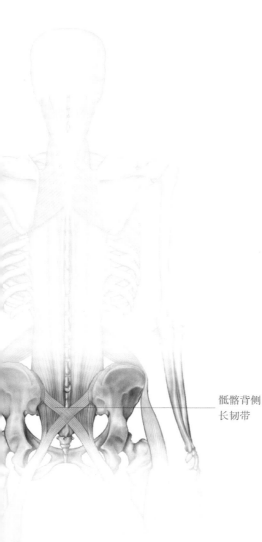

股二头肌·**骶结节韧带**·骶骨·**骶髂背侧长韧带**·髂骨·胸腰筋膜·脊柱·脊柱伸肌

　　强韧的骶结节韧带将腘绳肌筋膜延伸至骶骨并穿过骶髂关节到髂后下棘，是理想的力传递带。然而，螺旋线并没有直接向胸腰筋膜行进，而是再次切换到了身体的另一侧。

3. 跨过中线

　　骶髂背侧长韧带是一条坚韧而又反应度高的特化筋膜结构，从骶骨下部向上延伸至对侧髂后上棘，在途中跨过骶髂关节。

　　在步行和跑步等活动中，骶髂关节会产生相反的"点头"（章动）和"仰头"（反章动）运动，而骶结节韧带和骶髂背侧长韧带就在此处相互作用。在骨盆向前"点头"运动时，骶结节韧带会被拉紧，而骶髂背侧长韧带则在"仰头"运动时被拉紧。骶结节韧带会防止骨盆出现过度的"点头"，而骶髂背侧长韧带会防止骨盆出现过度的"仰头"运动。因此，当我们行走时，骶髂关节保持在动态稳定状态，同时力也从一侧的腘绳肌经由这两条韧带传递到另一侧的胸腰筋膜和竖脊肌（Vleeming et al，1996）。

联系

　　骶结节韧带（右）：后表线（右）
　　骶髂背侧长韧带（左）：螺旋线专属

筋膜运动特性

　　抗拉强度·力传递·动觉

骶髂背侧长韧带

骶结节韧带·骶骨·骶髂背侧长韧带·髂骨·**胸腰筋膜**·脊柱·脊柱伸肌和旋转肌·枕嵴

多层的、多功能的胸腰筋膜在这里再次出场。当我们从后侧观察螺旋线时，最需要注意的就是它的中段，因为它包含了多裂肌、最长肌和髂肋肌。然而事情没有我们想得那么简单。顺着中层向前，胸腰筋膜会和腹内斜肌的筋膜无缝衔接，再沿着腹直肌鞘与对侧的腹外斜肌连接，而腹外斜肌筋膜与胸腰筋膜浅层（后侧）相连接（Fan et al., 2018; Vleeming et al., 2021）。

在练习上我们必须考虑胸腰筋膜的多层次结构，以及其多方向的纤维走行。为了在行走这种摆动性活动中提供最佳的力传递、多维度动态稳定和动能，胸腰筋膜层全层都需要有规律地以不同程度、不同方向、不同负荷和不同速度拉紧。层与层之间，以及被包覆的脊柱伸肌与周围组织的滑动可以提升动作的轻松感。这是我们背部健康的另一个指标，一种唤醒的动觉。

联系

胸腰筋膜（左）：　后表线（左）·后功能线（左）·同侧功能线（左）·臂前表线（左）

筋膜运动特性

抗拉强度·肌肉协作·力传递·适应性·多维度性·流动性·滑动性·弹性·伸展性·张力调节·动觉·神奇奥妙

机车库：下背部

后表线·螺旋线·后功能线·同侧功能线·臂前表线·前深线…（前表线·体侧线·前功能线·臂前深线·臂后表线·臂后深线）

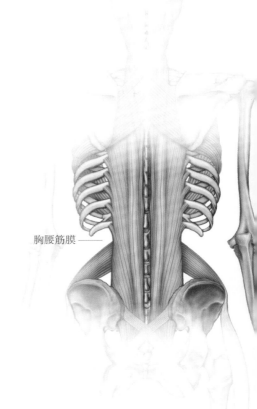

胸腰筋膜 ——

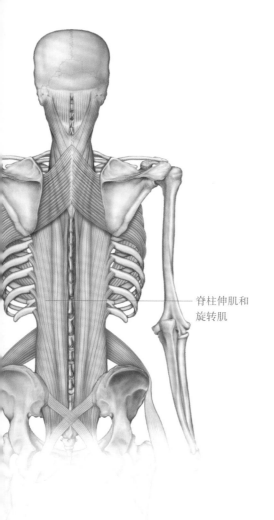

脊柱伸肌和旋转肌

骶结节韧带·骶骨·骶髂背侧长韧带·髂骨·胸腰筋膜·脊柱·**脊柱伸肌和旋转肌**·枕嵴

　　螺旋线的最后一段肌筋膜连接从骶骨沿着脊柱向上行进，直抵头后侧，止于该经线起点的对侧。它包含了从外侧到内侧的脊柱伸肌和旋转肌。

　　让我们通过螺旋线视角来看肌群的功能，竖脊肌（髂肋肌、最长肌和棘肌）与深层的半棘肌、多裂肌、回旋肌、棘突间肌和横突间肌同心协力地从内而外，提供背部多维度的动态稳定。多裂肌和回旋肌则是自旋转和螺旋式旋转动作的重点，因为它们分段旋转脊柱。当上述的筋膜有足够的弹性时，单一平面上的旋转可以进化为多维度的螺旋。

　　照理来说，螺旋线上强壮且活动自如的背部肌肉是你重要的资产。为了提供最佳的练习方案，我们将肌肉导向与筋膜导向的练习结合起来——后者能够提升脊柱内部和周围伸肌及旋转肌的适应性、组织养分、滑动和细致的本体感受。

联系

　　脊柱伸肌（左）：后表线（左）

筋膜运动特性

　　抗拉强度·肌肉协作·力传递·适应性·多维度性·流动性·滑动性·弹性·动觉

机车库：头部

　　后表线·前表线·体侧线·螺旋线·臂后表线·臂后深线·前深线

做得好，
奖励自己的时间到了！

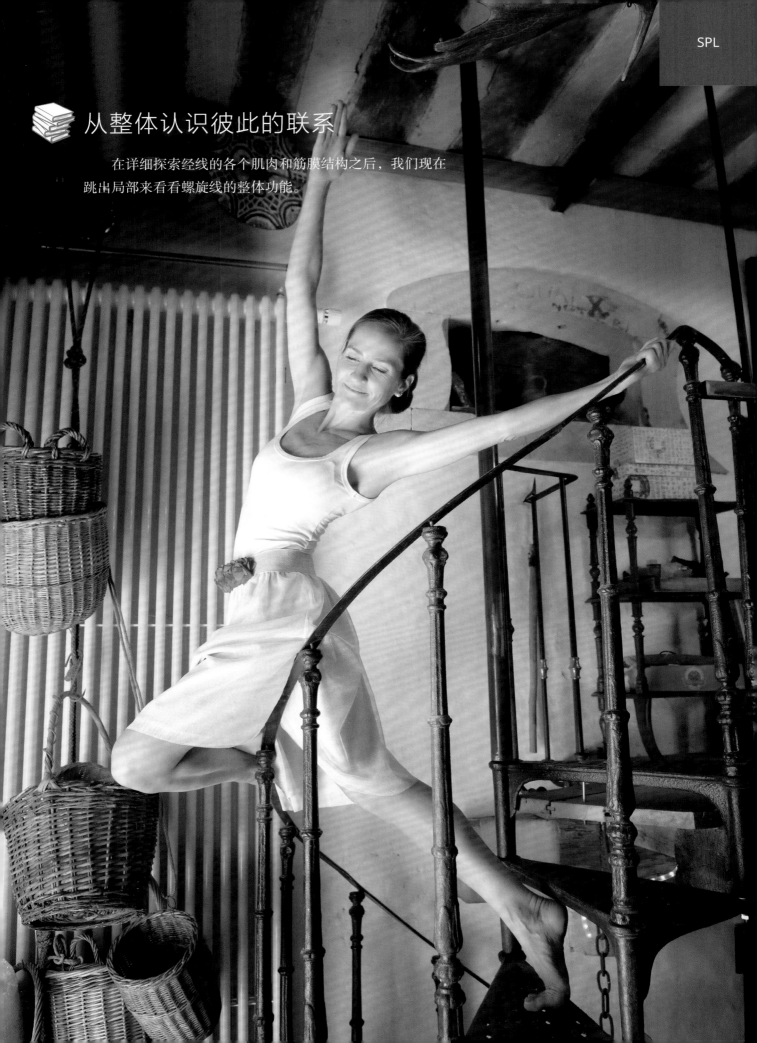

从整体认识彼此的联系

在详细探索经线的各个肌肉和筋膜结构之后，我们现在
跳出局部来看看螺旋线的整体功能。

肌筋膜之间的联系

除了 3 个肌筋膜结构之外，螺旋线和其他 7 条肌筋膜经线共享了其他结构。因为力量不断的交接传递，无论是在姿势平衡或运动效率上，螺旋线和后表线、前表线、体侧线、后功能线、同侧功能线、臂前表线及臂后深线和前深线的肌筋膜经线在功能上都相关。

螺旋线专属的结构如下：

1. 颈夹肌

2. 前锯肌

3. 骶髂背侧长韧带

1　枕嵴、乳突、寰椎、枢椎

2　头夹肌→体侧线；颈夹肌→螺旋线专属

3　下颈椎和上胸椎棘突

4　大小菱形肌→臂后深线

5　肩胛骨内侧缘

6　前锯肌→螺旋线专属

7　肋骨外侧

8　腹外斜肌→体侧线、同侧功能线

9　腹直肌鞘→前表线、体侧线、前深线

10　腹内斜肌→体侧线

11　髂嵴、髂前上棘

12　阔筋膜张肌、髂胫束→体侧线

13　胫骨外侧髁

14　胫骨前肌→前表线

15　第一跖骨底

16　腓骨长肌→体侧线

17　腓骨小头

18　股二头肌 – 后表线

19　坐骨结节

20　骶结节韧带→后表线

21　骶骨

22　骶髂背侧长韧带→螺旋线专属

23　髂骨、脊柱的棘突和横突

24　胸腰筋膜→后表线、后功能线、同侧功能线、臂前表线
脊柱伸肌和回旋肌→后表线

25　枕嵴

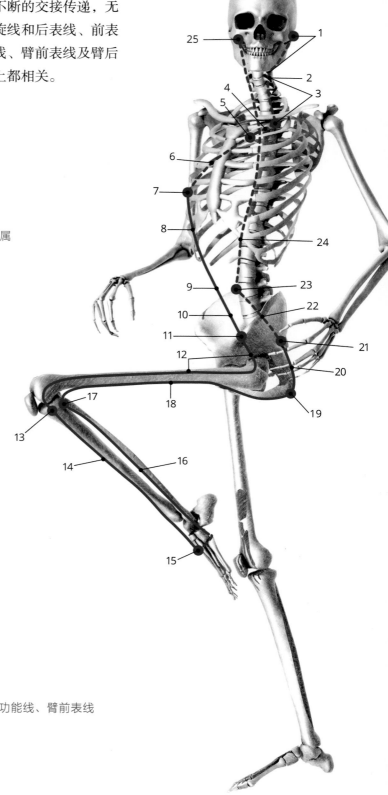

具备张力的双螺旋

左右螺旋线就像动态稳定的双螺旋结构环绕着身体。以这个方式去看这两条肌筋膜轨道的功能的话，足够的肌张力和抗拉强度，以及肌肉柔韧性和筋膜适应性就会更加重要。

想象身体就像一个被两条柔韧的肌筋膜经线包裹着的软管，如果肌筋膜经线太松（肌张力和抗拉强度不足），"管道"就会坍塌。"管道"内的关节会变得不稳定，被极度压缩，动作的灵活性就会下降。此外，如果肌筋膜轨道过紧（肌肉张力和筋膜硬度过高）就会压缩"管道"，增大其内部压力。这样关节被固定住，空间变少，同时也失去了运动的灵活性。再来想象一下内脏的状态——在这两种情况下，器官都会被挤压、固定、感到不适且活力逐渐消失。

上述的第二种情况有时会与"越多越好"的想法密切相关（虽然是错误的，但很多人相信），也就是当肌肉越强壮，身体这条"管道"会越窄越长——我相信这是一厢情愿的错误想法。为了实现所想要的螺旋线张力提升，经验显示，肌筋膜需要保持在适宜的拉伸状态——组织既具备柔韧性和适应性且不显松弛，同时强壮但不僵硬。

两侧对应经线的相对平衡

每一条肌筋膜经线在对侧都有与其对应的经线，可以使它们的主要姿势维持功能和运动功能相辅相成。虽说这个有趣的主题超出了本书的范畴，但我们的确有必要提到螺旋线左右两侧肌筋膜轨道间的相互作用。

在运动中，当螺旋线中的一侧肌筋膜轨道延长时，另一侧则会缩短。例如，在步行节奏中，螺旋线的两侧会在弹性拉伸和回弹之间摆动。筋膜的收紧和舒张所产生的动能会促进新陈代谢的效率并使步伐有轻盈感，这是双赢的结果。为了实现这个作用，我们需要两种相对平衡：

- 结构性相对平衡
- 功能性相对平衡

结构性相对平衡

整个身体存在一定程度的不对称是很自然的事，螺旋线更是如此。我们的内脏也不都是镜像对称的，双手中有惯用手，视觉和听觉也有偏好使用的一侧。我们进行的体育运动或工作也可能需要更频繁或强烈地转向某一侧。螺旋线中的组织结构逐渐形成不对称模式的原因既广且深，而且是不可避免的。而我们可以做的是将上述的不平衡保持在正常参数范围内。为了促进相对的（而不是绝对的）结构平衡，有三个重要的"工具"：

- 觉察不平衡的情况
- 觉察日常生活中自己的偏好以及习惯性的姿势和动作模式
- 在垫上进行再平衡练习

如果没有螺旋线的相对平衡，那么保持身体的直立姿势可能会是一件艰巨的任务。两侧肌筋膜轨道在运动中的相互作用力是斜向的，如同钟摆向不同方向晃动，而不是有节奏的平滑摆动。

功能性相对平衡

简而言之，功能性相对平衡包括了肌筋膜柔韧性和力量之间维持一个动态平衡比例，以促进姿势放松和运动自由。但这些是终生目标，而不是短期的练习目标。因此，让我们暂时回过头来看看，目前有哪些可以练习的"内容"：

- 功能柔韧度
- 功能力量

柔韧度将关节灵活性、筋膜适应性和肌肉柔韧性结合在一起。我们用"功能"一词来形容柔韧度，指的是一定范围内对身体健康且能为人所用的柔韧度——过多的话，关节会不稳定，肌肉和筋膜也无法支持结构完整性和运动效率；过少的话，关节就会僵硬，肌肉和筋膜会限制整体结构的自如程度和运动效率。力量也是如此，它包括了肌肉的收缩力量和筋膜的抗拉强度。

如果缺乏相对的功能平衡，螺旋线的肌筋膜轨道就无法顺畅地协同工作。如果其中一段或两段轨道太松垮，它们就无法产生运动的动力；若太紧绷，它们会相互限制，运动就会变得费力。

第 4 腘绳肌

我悄悄地在引言章节中给你介绍了"第 4 腘绳肌"。它作为一个例子，说明了灵活运用"快车"和"慢车"概念的实际应用和价值。除了主要信息外，还有一个重要的隐含信息值得再次强调：从长远来看，提供功能性支撑会让紧绷的腘绳肌受益，效果可能超过简单的拉伸或按摩。这种功能性支撑由托马斯所称的"第 4 腘绳肌"提供，它由大收肌和股二头肌短头形成，紧挨着大腿后侧的构成腘绳肌的 3 块肌肉。

尽管正常腘绳肌的耐力足够能使它们长时间活动而不疲劳，但许多人认为这些肌肉总是处于长期的紧绷状态。是肌肉无力造成的紧绷吗？有时候可能是如此，但显然这并不适用所有情况。是筋膜紧绷吗？也许是，但原因是什么呢？是否是肌筋膜被过度使用？以上都有可能。然而，问题也许不在于我们多频繁地使用腘绳肌，而是在于相关的运动缺乏了其他部位的参与。这就是第四腘绳肌发挥作用的地方。穿过膝关节后侧的股二头肌短头有助于膝关节动态稳定；穿过髋关节后侧的大收肌能够协助维持骨盆在股骨上的动态平衡。在不忽略股二头肌短头功能的情况下，我相信魔力存在于大收肌。当大收肌状态良好时（肌筋膜强壮、适应性强、动觉清醒），它会减轻腘绳肌作为骨盆稳定肌的负担，而这使得股二头肌、半膜肌和半腱肌能够自由活动，而不是紧紧抓住骨盆，只靠自身应对骨盆稳定的工作负荷。

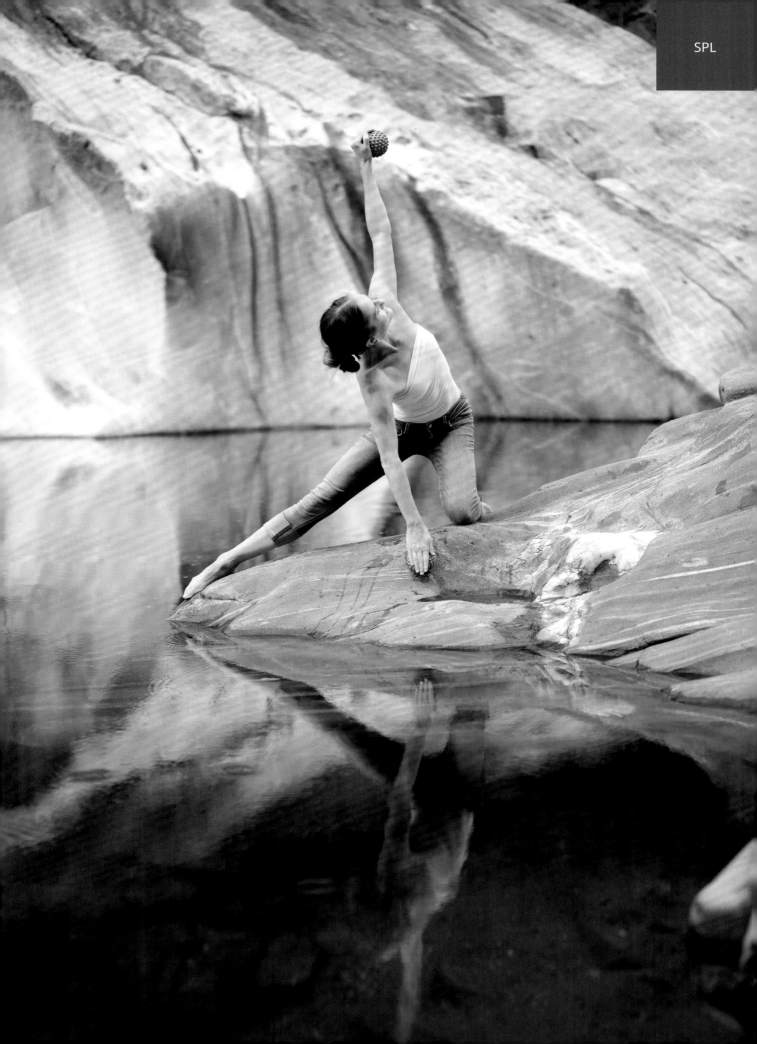

值得深思的科学小花絮

凯琳和海蒂的分享：摇摆步行中你的螺旋线、后功能线和前深线

与其他科学小花絮不同，这一部分除了关注本章中介绍的肌筋膜经线外，还特别强调在旋转动作中互相协作的 3 条经线：螺旋线、后功能线和前深线，这 3 条经线加速并提升了行走效率。作为三重奏，这些肌筋膜经线有助于骨盆和脊柱的反向旋转。从肌筋膜角度来看，它们在腰椎－骨盆区域周围和内部的弹性拉伸和回弹，为行走和跑步增加持续地摆动动量。

在 1986 年，哈佛大学的研究人员发表了一项研究，显示肯尼亚的一些女性可以在头上顶着重达自己 20% 体重的重物行走，且与无负重的情况相比，无需消耗额外的能量。这个结果让很多人摸不着头绪，并不断寻求解释，甚至怀疑研究的准确性。哈佛大学的另一研究团队甚至在 2017 年前往肯尼亚，使用更新、更准确的仪器重复了这项研究，而令他们惊讶的是，他们证实了原始的数据！为了说明问题，我们将研究 Adjo Zorn 和 Kai Hodeck 在 2011 年发布的模型，以解释这些"摇摆步行者"的能源效率，此模型具有实际意义的价值。Zorn 和 Hodeck 在 Tetsuo Fukunaga 领导的团队的研究基础上奠定了他们的理论基础，该团队证明了腓肠肌和和跟腱互相协作时可以产生一种弹射机制（2002）。Rodger Kram 和 Terence John Dawson 在 1998 年的一项研究中，亦在袋鼠身上发现了这种机制。这一机制让袋鼠这种惊人的生物能够利用巨大的弹跳力以看似耗能很少的方式弹跳。Fukunaga 将 Kram 和 Dawson 的科学见解从动物身上转化运用到人类，说明人类的跟腱在摆动活动中能更表现出类似的潜力。

根据内在弹射器的想法，Zorn 和 Hodeck 确定了两条肌筋膜弹簧——一条位于髋部前侧；一条位于髋部后侧。这些肌筋膜弹簧可能具有与跟腱类似的弹性存储能力。 前侧是腰肌及其具有张力的肌腱；后侧是臀大肌以及与其相连的、具有韧性的胸腰筋膜。这些肌筋膜弹簧被认为可以在我们行走时加载和卸载、储存和释放动能。在足跟着地时，臀大肌－胸腰筋膜弹簧加载；在足趾离地时，腰肌－腰肌腱弹簧被加载。两者合作可以在腰椎－骨盆区域以类似钟摆的方式，毫不费力地加速向前移动。Zorn 和 Hodeck 强调，这些弹簧的参数必须进行精确调整，"既不能太松也不能太紧"。 在满足上述条件的情况下，它们将具有"自然频率"，在理想情况下可以有节奏且有效率地振荡。

Zorn 和 Hodeck 通过观察"摇摆步行者"所收集的数据显示，这些步行者的骨盆在冠状面和水平面上都有更大幅度的旋转。他们提出了一个问题：是否是腰肌－腰肌腱弹簧和臀大肌－胸腰筋膜弹簧产生了比上述更大幅度的旋转，从而提高了动作效率？ 然而研究人员得出结论，他们的模型目前仍然是一个假设。

不用说，筋膜驱动的"摇摆步行"模型的发现让我们很兴奋。 想象或更好地感受——你自信的大步前行，腰肌－腰肌腱弹簧（前深线）使腿向前摆动，而臀大肌－胸腰筋膜弹簧（后功能线）为推进提供能量。脊柱螺旋弹性延长并让胸腰筋膜（螺旋线）回弹，为我们的步伐增加动量。 手臂可以自由摆动，头部稳定地保持在脊柱上方，目光稳定。我们看到的是动作中的活力，不急促但充满活力。这是前深线、后功能线和螺旋线的相互协同作用。

请铭记于心，Adjo Zore 和 Kai Hodeck 的研究是非常详细且极其复杂的，这篇科学小花絮仅是非常简短的概述。一如往常，我们鼓励你保持好奇心，仔细地观察他们的模型，同时——也是最重要的——在垫上练习和现实生活中探索自己成为"摇摆步行者"的潜力。

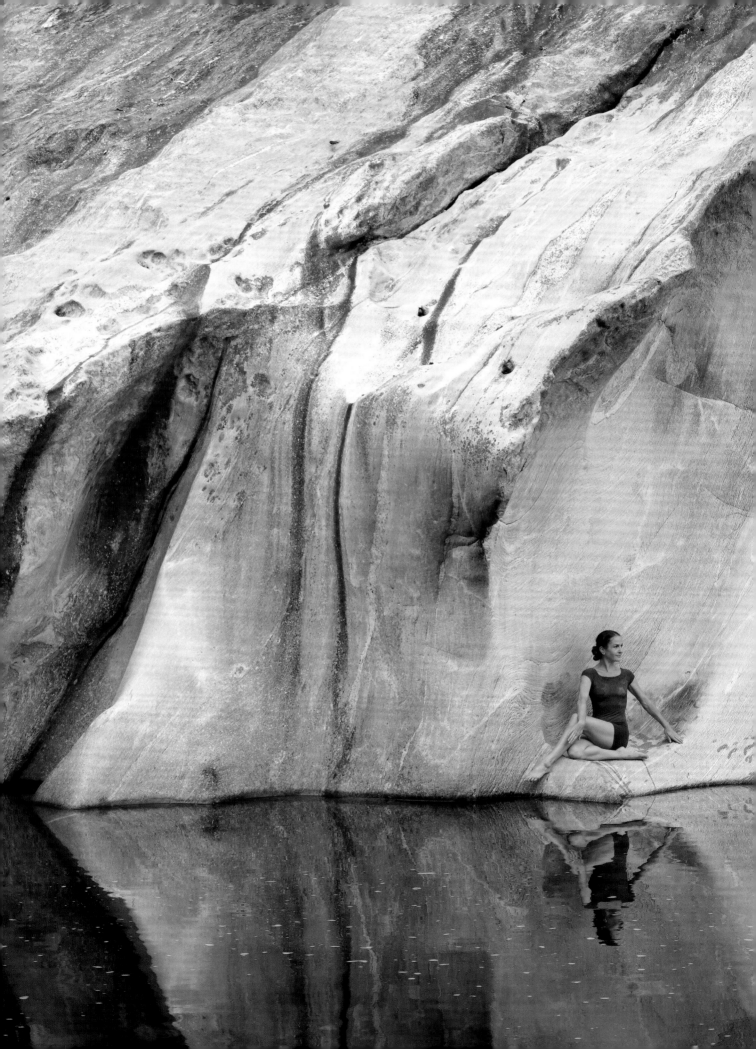

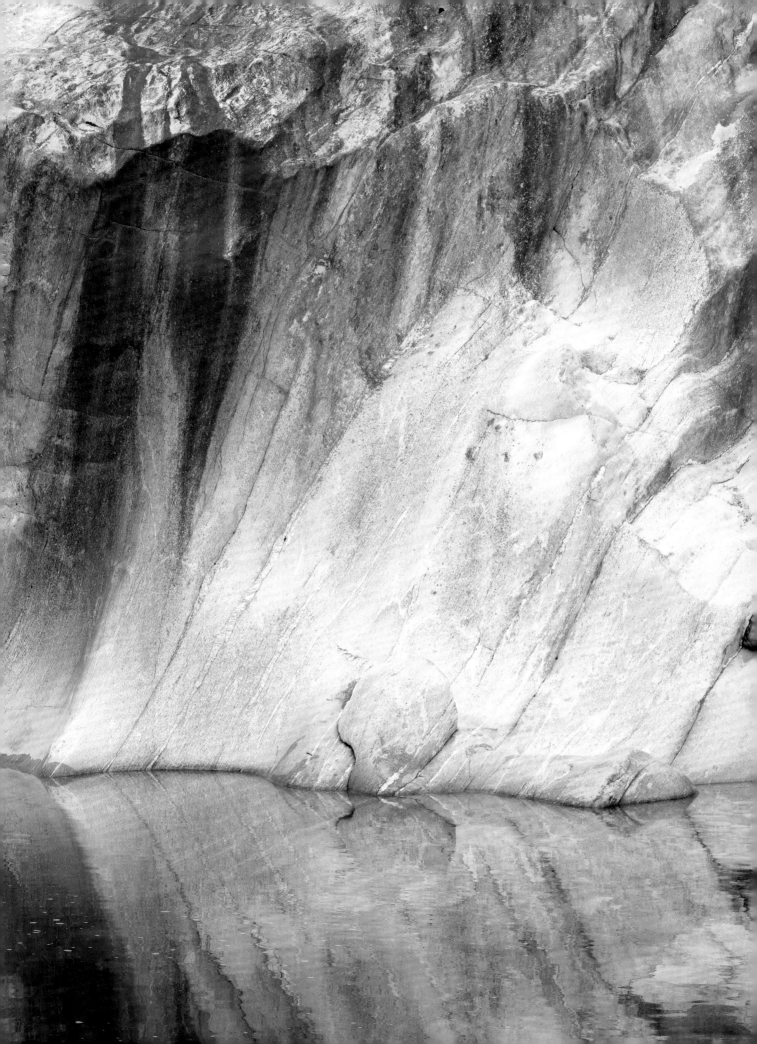

功能线

以目标为导向的运动员

运动型功能线连接着四肢，为运动增加力量和精度。后功能线和前功能线可被视为两位相对的合作者。两者都各有两条肌筋膜轨道，各自形成一个强有力的 X 形结构——一个 X 位于身体的后侧，一个 X 位于身体的前侧。每一条肌筋膜轨道都从一侧手臂跨越到对侧腿部。相比之下，同侧功能线就像一条弹力带，连接了同侧的手臂和腿。

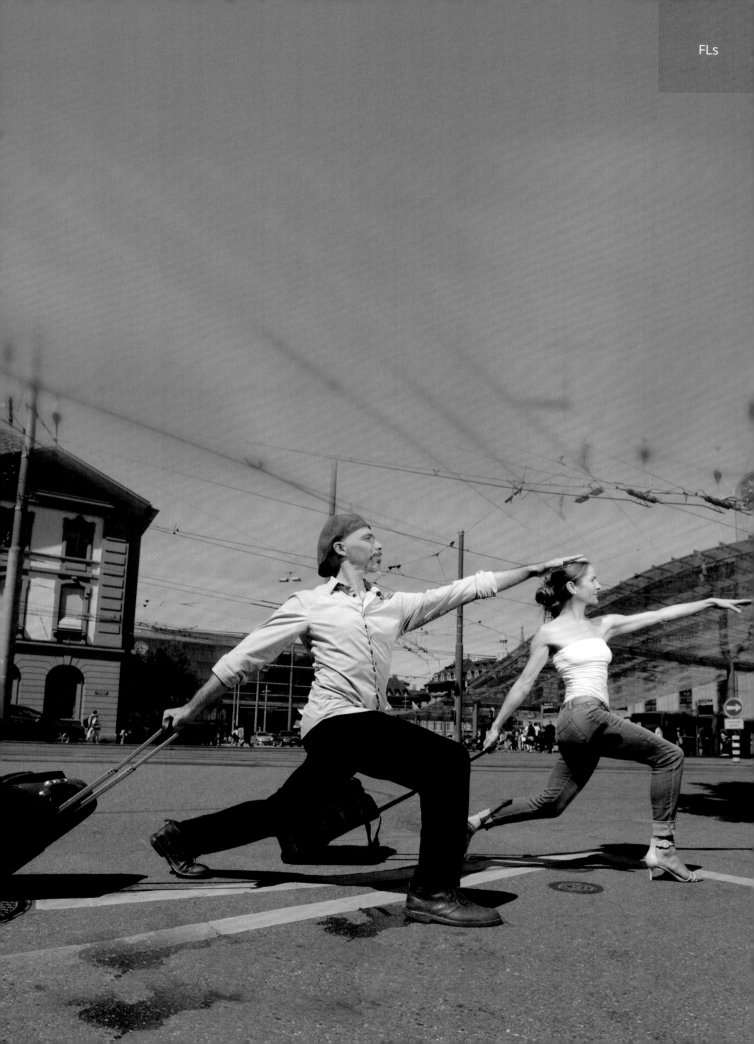

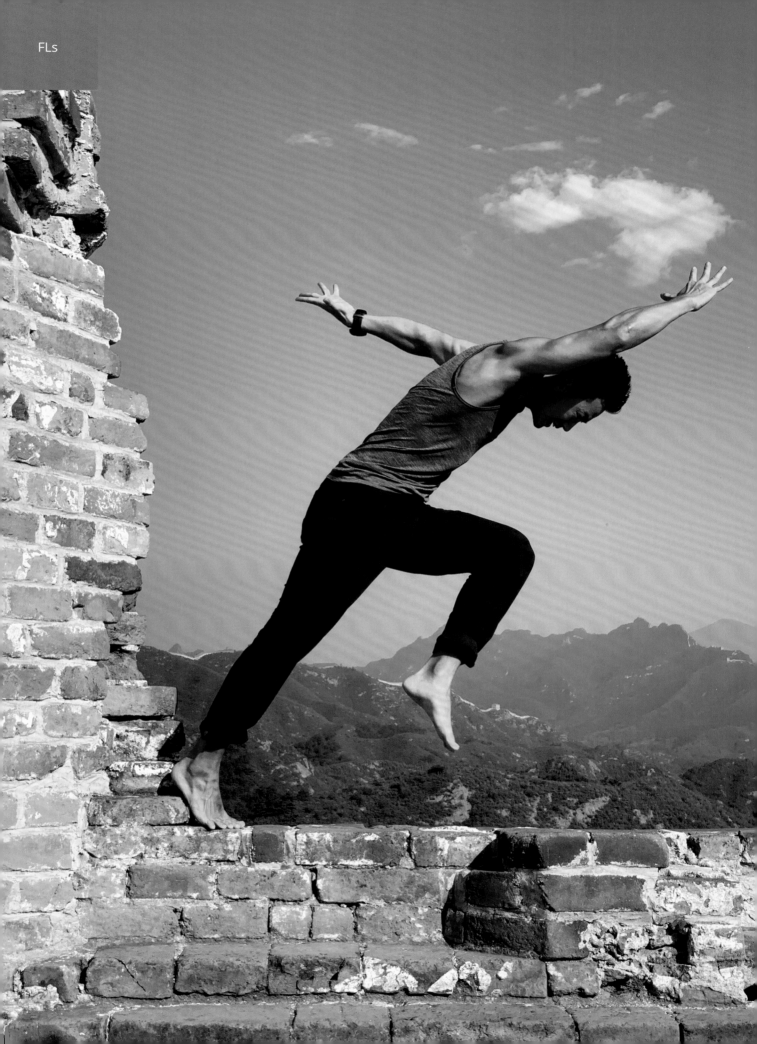

认识功能线

以下是我认为与功能线密切相关的两种感受属性。

自信：　　　对自己的能力具有客观可靠的认知，具有相信自己能应对挑战的信念，并愿意采取相应的行动，以上都是自信的表现。这种强大的特性对功能线来说当之无愧，因为这正是它们努力的目标。而功能线包含3条肌筋膜经线所展现出的让人信赖的特质也让它们十分令人着迷，也让其他经线的工作变得更轻松。

能动性：　　当我们相信我们可以控制自己的思想和行为时，便能够主导各种任务并按照自己想要的方式生活。于是我们具备了能动性——这是一股强大的内在力量，让你拥有主动采取行动的意愿。若要采取行动，我们必须设定目标，并且相信能够实现这些目标。而当需要修正方向时，也要有自我决定的态度才能进行必要的调整。这听起来像不像是以目标和行动为导向的功能线？为了达到最佳状态，这些肌筋膜经线需要有规律且精力充沛的被使用。它们就像是一个精准的力量放大器，而它们的口号是"我相信我做得到"。

功能线的力量就是信心和能动性的燃料。在运动中，后功能线具有超级弹性；前功能线则具有最强推进力；同侧功能线则具有最强的拉力。

通过托马斯的视角看功能线

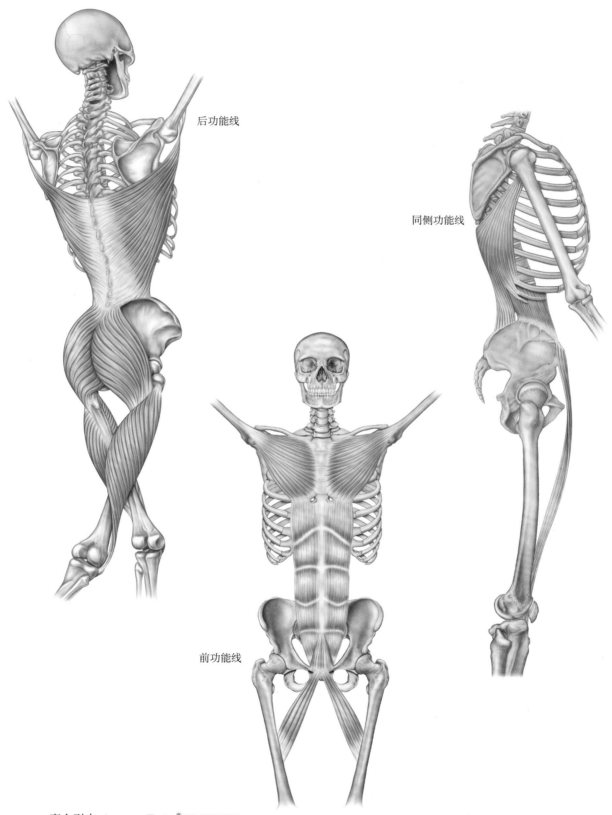

后功能线

同侧功能线

前功能线

惠允引自 *Anatomy Trains*® ELSEVIER

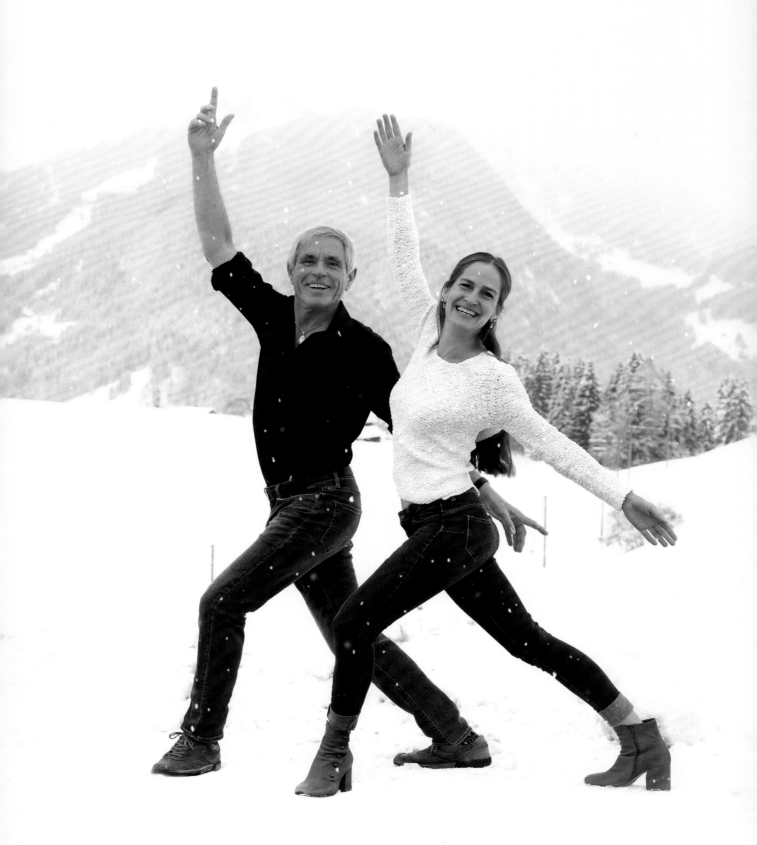

后功能线

认识解剖结构

骨骼车站和肌筋膜经线

1 肱骨干

2 背阔肌

3 胸腰筋膜（表层筋膜）

4 骶筋膜

5 骶骨

6 臀大肌

7 股骨干

8 股外侧肌

9 髌骨

10 髌腱

11 胫骨粗隆

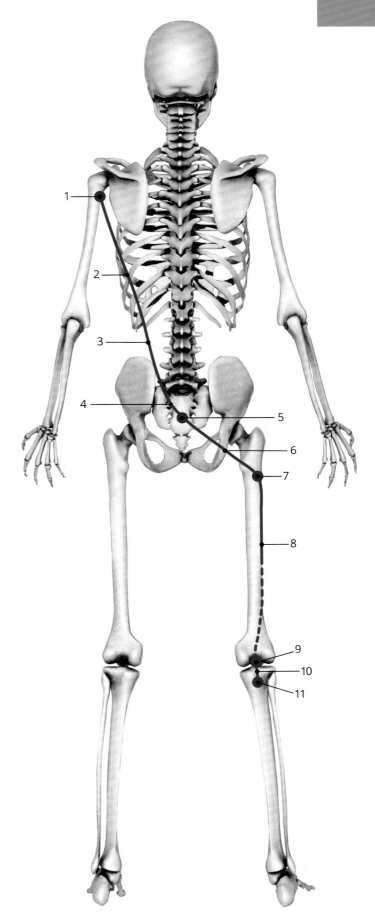

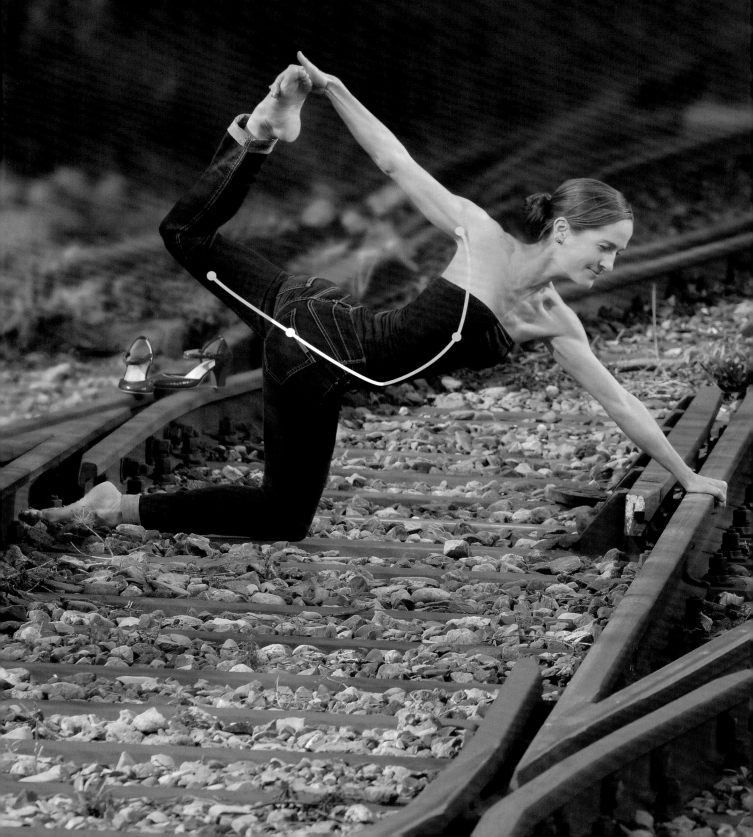

前功能线

认识解剖结构

骨骼车站和肌筋膜经线

1 肱骨干
2 胸大肌
3 第 5 和第 6 肋软骨
4 腹直肌鞘、腹直肌
5 耻骨结节和耻骨联合
6 长收肌
7 股骨粗线

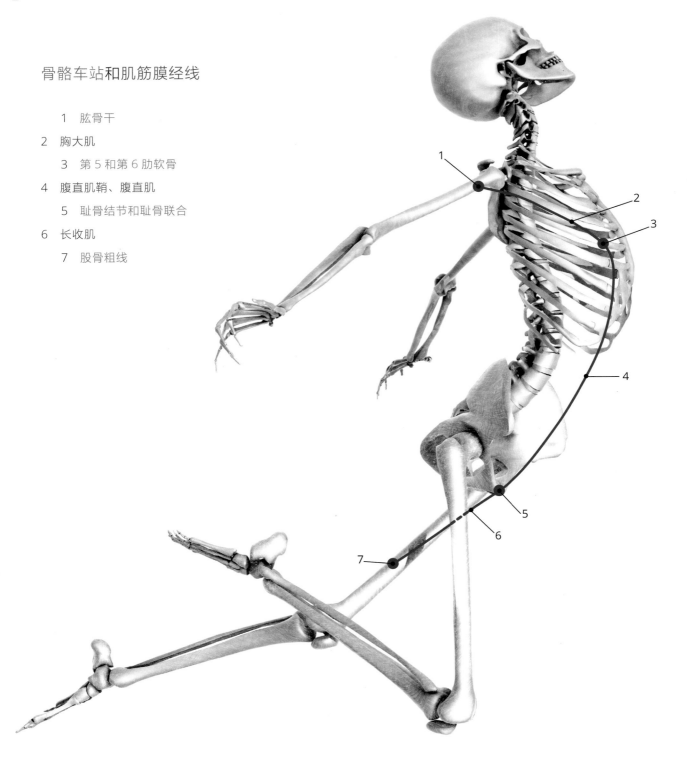

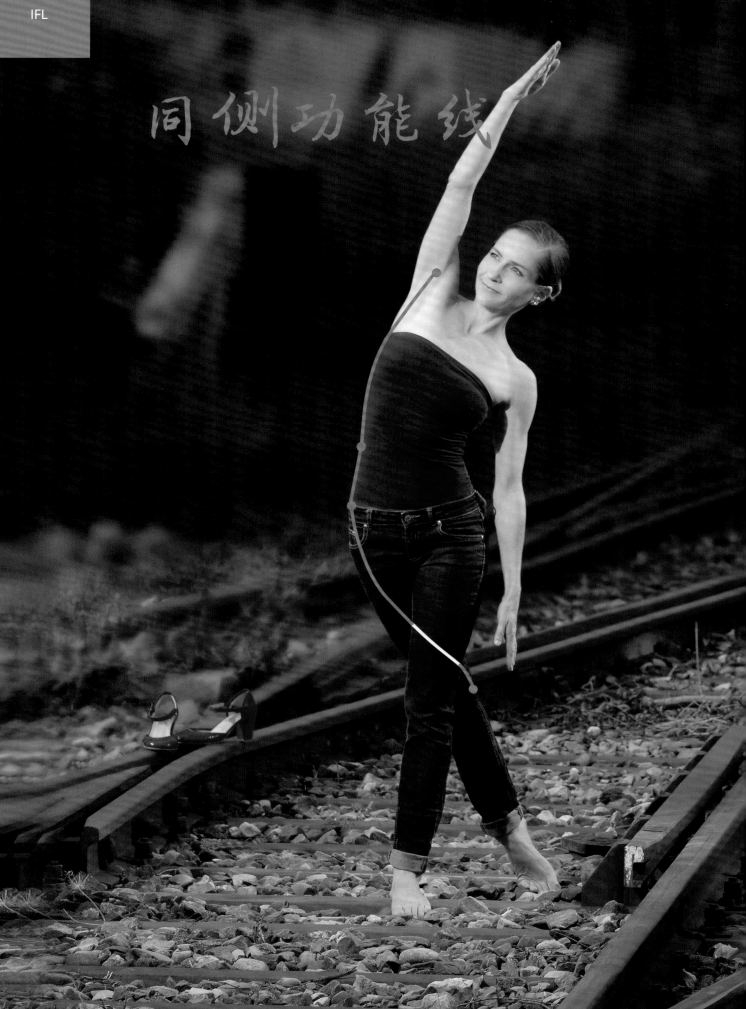

同 侧 功 能 线

认识解剖构造

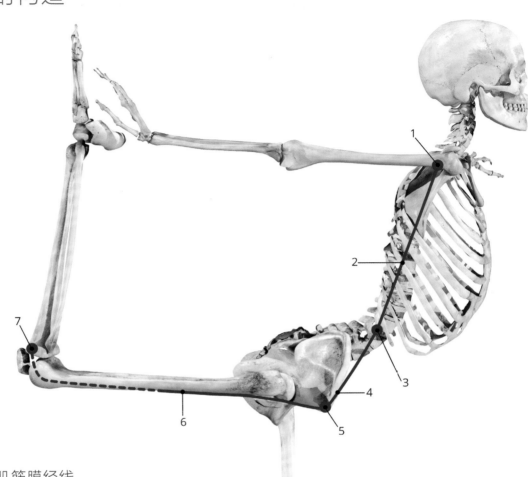

骨骼车站和肌筋膜经线

1 肱骨干

2 背阔肌

3 第 10、第 11、第 12 肋

4 腹外斜肌

5 髂前上棘

6 缝匠肌（鹅足）

7 胫骨内侧髁

站上瑜伽垫，解析功能线

动作练习：功能解剖
运动中的后功能线解剖

动作练习：功能解剖
运动中的前功能线解剖

动作练习：功能解剖
运动中的同侧功能线解剖

学习运动功能

功能线之所以以"功能"命名是有充分理由的，因为当我们移动时，功能线会发挥作用，但对姿势平衡的作用就微不足道。

凭借着它们的运动能力，后功能线、前功能线和同侧功能线使我们能够为四肢提供额外的力量和精度。它们将力臂从上肢延伸到下肢来更好地完成动作，或从下到上。同理可推，踢球的力量由对侧手臂的连贯动作驱动；打网球时的挥拍动作由对侧腿部的张力所推动；攀岩时手臂的拉力是由同侧腿部的肌肉收缩所支撑。为了在这些充满能量的动作中保持身体平衡，功能线动态地平衡着各个移动部位。

话虽如此，但运动员也不是从早到晚都在进行高耗能活动，他们最常进行的运动可能仍是行走。功能线能够在行走时提供其他的肌筋膜经线所需的能量。

为了方便对功能线进行描述，我们将稍微改变一下策略，将后功能线和前功能线合起来介绍。

后功能线和前功能线

1. 背阔肌、胸腰筋膜、骶筋膜、臀大肌	挥臂投球的准备动作中对侧臂 – 肩和髋 – 腿运动加速
	对侧臂 – 肩和髋 – 腿运动减速
2. 胸大肌、腹直肌、长收肌	对侧臂 – 肩和髋 – 腿运动的弹性拉长和回弹

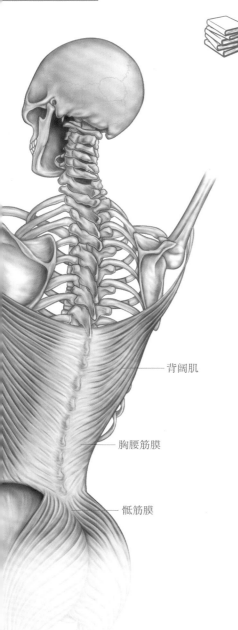

肌筋膜解剖详解

后功能线和前功能线的各个肌肉和筋膜在结构上都相连。因此，每一条线都构成了一个完整的力传递连续体。

后功能线

后功能线像一个大 X 形结构，肌筋膜轨道从最上端的肱骨跨过身体后侧延伸到膝关节下的胫骨上。

肱骨·**背阔肌**·**胸腰筋膜**·**骶筋膜**·骶骨·臀大肌·股骨·股外侧肌·髌骨·髌腱·胫骨粗隆

背阔肌是身体中最宽的肌肉，起自胸大肌和大圆肌附着点之间的肱骨前侧。从上臂开始，它扩展到下胸椎，延伸至肋骨最下部和髂骨后 1/3 处。背阔肌的筋膜编织成了胸腰筋膜的表层（后侧），肌肉的功能涉及肩关节伸展、内收和内旋，其中肩关节伸展是最主要的一个功能，也是后功能线关注的重点。当肩关节屈曲时，背阔肌的筋膜张力提高，在这个过程中所储存的能量会加速反弹有利于反方向运动，如网球中的反手挥拍动作。除了运动力量之外，背阔肌和胸腰筋膜的连接在外部稳定方面非常重要，尤其是当身体在运动中承受较大负荷时。

胸腰筋膜的众多功能之一就是为节奏性的、对侧的活动提供动能。当状态良好时，筋膜会在我们行走或跑步时弹性伸缩。此外，胸腰筋膜和骶筋膜亦是背阔肌和臀大肌之间的高速力量传递器。

机车库：下背部

 后表线·螺旋线·后功能线·同侧功能线·臂前表线·前深线…（前表线·体侧线·前功能线·臂前深线·臂后表线·臂后深线）

跨越中线

肱骨·背阔肌·胸腰筋膜·骶筋膜·骶骨·**臀大肌**·股骨·**股外侧肌**·髌骨·髌腱·胫骨粗隆

臀大肌从胸腰筋膜的下部延伸而来，覆盖髋部后侧。它从髂骨后半部，穿过骶骨和尾骨延伸并跨过髋关节，来到髂胫束和股骨大转子下方的臀肌粗隆。臀大肌上部纤维协助髋外展，下部纤维在髋内收时激活。髋关节伸展是臀大肌擅长的动作，在伸髋过程中，臀大肌在冠状面的动作被大幅抵消。髋外旋是臀大肌的另一项重要功能。当提到这个动作时，我们通常都想到股骨头相对于稳定的骨盆进行转动。而在训练中，这是增强肌力常用的方法，这并没有什么不妥。然而，当走路或做运动时，骨盆也会相对地在动态稳定的股骨上进行转动，这也是在练习中需要考虑的因素。当然我们要考虑的还有很多。作为一个肌筋膜单元，臀大肌为髋关节屈曲和内旋减速。当进行来回摆荡的动作，如跑步时，由于筋膜有弹性张力和回弹力，从而提供免费的动能。最后值得一提的是，激活这块肌肉需要大量的刺激，而悠闲的散步是没用的，你需要剧烈地奔跑和跳跃。

臀大肌的纤维延伸至髂胫束下方，直到股骨干的上 1/3 处，那是臀大肌与股四头肌中的股外侧肌交汇的部位。通过有韧性的髌腱，股外侧肌将后功能线带到胫骨粗隆，也就是髌骨下方的骨性突起。股外侧肌的功能包含膝关节伸展和为膝关节屈曲减速。而在减速屈膝时，髌腱张力会变大。当组织以有节奏地方式伸缩时，其弹性储能的能力可能会为我们的奔跑提供能量。

从点到面的全面性理解

将背阔肌和胸腰筋膜以及臀大肌和股外侧肌的收缩力和张力结合起来，可以清晰地描绘出后功能线的弹性能力。

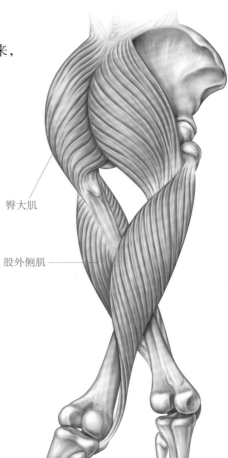

臀大肌

股外侧肌

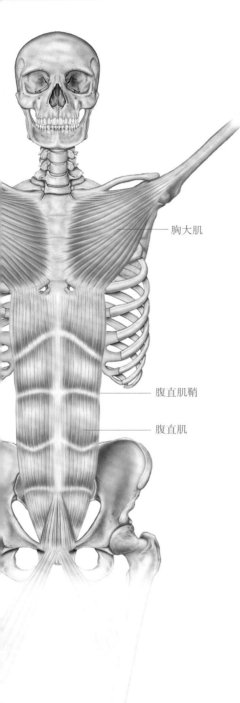

胸大肌

腹直肌鞘

腹直肌

前功能线

与后功能线一样，前功能线的一条肌筋膜轨道形成了一个大 X 形结构的一支，横向跨过身体的前侧。该经线从肱骨最上端开始，一路延伸至耻骨，并继续向下至股骨粗线的中间上 1/3 处。

肱骨·**胸大肌**·第 5 和第 6 肋软骨·**腹直肌鞘、腹直肌**·耻骨结节和耻骨联合·长收肌·股骨粗线

在肱骨最近端、靠近背阔肌的附着处，胸大肌开启了前功能线的上半部。胸大肌的肌纤维在胸前呈扇形延伸至锁骨、胸骨、肋软骨，并进入腹直肌鞘。在运动功能上，胸大肌可以内收并内旋肩关节。此外，在肩关节屈曲和伸展过程中，胸大肌的不同部位也会激活，这代表胸大肌广泛参与了肩关节的运动。在前功能线中，当手臂高举过头顶时（如在网球发球时），我们应该特别注意需要筋膜张力的提升。当击球过网时，筋膜所储存的能量为击球动作提供了巨大的推进力，比单块肌肉所能提供的力量更强大。

胸大肌筋膜的下端和腹直肌鞘的上半部融合，上述的筋膜连接会沿着腹外斜肌的内侧或腹直肌的外侧延续。腹直肌是前功能线的通道。腹直肌覆盖了胸骨剑突到耻骨的腹壁部分，可使脊柱屈曲，这主要是通过将胸部向骨盆方向下拉，并将耻骨向胸骨方向上提来完成的。在脊柱伸展过程中，肌肉离心拉长，而筋膜张力提高。筋膜组织中储存的能量可以加速腹直肌的向心收缩，伴随的呼气强度也会提升，整个过程就像在网球场上完成发球动作时的躯干运动。

前功能线穿过耻骨和纤维性的耻骨联合，到达身体对侧长收肌的粗肌腱处。

机车库：腹部

 前表线·体侧线·螺旋线·前功能线·同侧功能线·臂前表线·前深线…（后表线·后功能线）

跨越中线

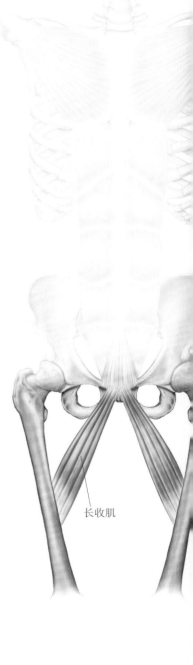

肱骨·胸大肌·第 5 和第 6 肋软骨·腹直肌鞘、腹直肌·耻骨结节和耻骨联合·**长收肌**·股骨粗线

　　长收肌将前功能线从耻骨带到大腿内侧的股骨粗线。 顾名思义，长收肌使大腿内收，还可以减缓髋关节外展速度。 然而与其功能最相关的是另一组动作：髋关节屈曲和减缓髋关节伸展。在后一个动作中，长收肌有着主动支撑骨盆的作用。长收肌与其他内收肌一起动态地将骨盆稳定在股骨上。你可以把它想象成几根钢丝将骨盆平衡地架于大腿上，长收肌和短收肌从前侧固定骨盆；大收肌在后侧固定骨盆。当上半身向后仰，髋关节伸展，如在网球中做发球动作时的身体形态，长收肌帮助固定耻骨，为向后倾斜的上半身提供了稳定的支撑点。

从点到面的全面性理解

　　将胸大肌、腹直肌鞘和腹直肌的收缩力和张力与长收肌串联在一起，可以加强前功能线的推进力。

连接功能线

　　后功能线和前功能线之间的相互作用显而易见。它们互相"上弦"并控制彼此的运动幅度，如在网球运动中，当后功能线收缩准备发球时，前功能线张力会提高。在前功能线性连续释放爆发力的过程中，后功能线会适度延伸。"适度"的延伸使前功能线适度缩短，提供足够力量将球击过网，但又不会使身体过度前屈，导致球拍击中膝关节、球砸向脚下的地面。

训练考量

　　垫上练习时，我们通常不会做踢球、挥拍、投掷或跨栏等动作。 然而我们还是可以进行后功能线和前功能线的针对性训练。对角线练习可以真正强化并拉长肌肉，提升筋膜张力并增强其弹性，保持组织水分充足，使其可平稳滑动。 一条经线内和两条经线之间本体感觉的提升是一个值得努力的练习目标。

筋膜运动特性

　　抗拉强度·肌肉协作·力传递·适应性·多维度性·流动性·滑动性·弹性·动觉

长收肌

肌筋膜解剖详解

同侧功能线的肌肉和筋膜在结构上相互连接，构成一个完整的力传递连续体。

同侧功能线

就像一条坚固的弹力带一样，同侧功能线连接同侧的手臂和腿。从靠近肩关节的肱骨开始（或终止，看个人善好），这条经线沿着胸廓和腰部的侧面延伸，越过髋部，并向斜下方延伸到大腿，最终连接到膝关节内下方。

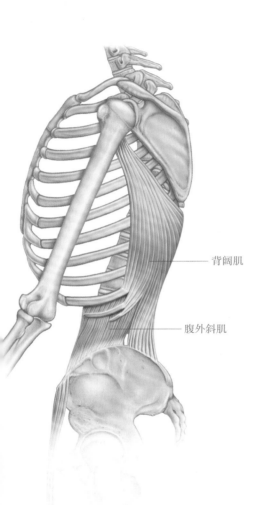

背阔肌

腹外斜肌

1. 背阔肌、腹外斜肌、缝匠肌	同侧手臂–肩和髋–腿动作的同步延长和拉紧
	同侧手臂–肩和髋–腿动作的同步收缩

肱骨·**背阔肌**·第 10、第 11 和第 12 肋末端·**腹外斜肌**·髂前上棘·缝匠肌、鹅足·胫骨内侧髁

我们在本章的后功能线部分已经讨论了背阔肌，但有一项功能尚未明确提到，那就是背阔肌在稳定肩关节方面也发挥着至关重要的作用。特别是在做从一根横杠荡到另一根横杠上的动作时，如果没有这种稳定作用，手臂就无法有效地承受身体的重量。

在同侧功能线发挥作用时，背阔肌的外侧边缘的张力会强烈提升。我们可以想象这条张力线就作用在与腹外斜肌的连接处。当悬挂在单杠上时，腹外斜肌筋膜张力提高。向前摆动时，肌肉的收缩会为动作注入能量并提供往上的力量。

肱骨·背阔肌·第10、第11和第12肋末端·腹外斜肌·髂前上棘·**缝匠肌、鹅足**·胫骨内侧髁

在髂前上棘，腹外斜肌筋膜与缝匠肌相交。缝匠肌，身体最长的肌肉，会沿着大腿向斜下方走行，经由鹅足附着在胫骨内侧髁下方。 鹅足由缝匠肌、股薄肌和半腱肌的肌腱构成。

在德语中，缝匠肌被称为"裁缝肌"，当以"裁缝坐"的姿势盘腿坐时，缝匠肌的动作被模仿出来。虽然这块肌肉并不引发这一坐姿，但通过想象可以帮助我们记住其功能。缝匠肌跨越髋关节，可产生髋关节屈曲、外展和外旋动作。在远端附着处，它有助于膝关节屈曲和胫骨相对于股骨的外旋。就像一个人在攀岩，身体靠近山壁，将一条腿从侧面抬起以找到下一个支撑点，或者一个人在蛙泳时上提膝部。

从点到面的全面了解

将背阔肌和腹外斜肌与缝匠肌的收缩力和张力整体考虑，那么同侧功能线的拉力会显得更为重要。

当人体在单杠上摆动时，缝匠肌的参与会为背阔肌和腹外斜肌的协作增加上提的力和动量。 我们可以在攀岩中清楚地看到两条肌筋膜轨道的张力和力量——当身体的一侧伸长至极限，另一侧则强力收缩以抓住墙壁。 在蛙泳中，同侧功能线以有节奏、双侧同步的方式伸展和收缩。

机车库：腹股沟

 前表线·体侧线·螺旋线·前功能线·同侧功能线·前深线

训练考量

通常，猴爬架、攀岩墙或水面下不会放一张瑜伽垫。这意味着在我们所做的练习中，同侧功能线需要以不同的方式参与进运动中。垫上练习的目标包括平衡肌肉力量和提升耐力，以及获得足够的肌肉长度和筋膜适应性。因为抗拉强度保证了有效的力传递，这是另一个值得强调的筋膜特性。

筋膜运动性

抗拉强度·肌肉协作·力传递·适应性·流动性·动觉

做得好，
奖励自己的时间到了！

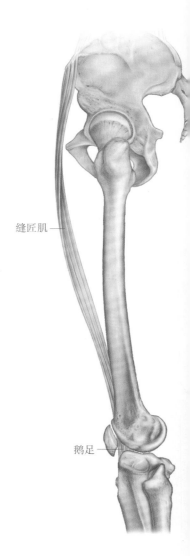

缝匠肌——

鹅足——

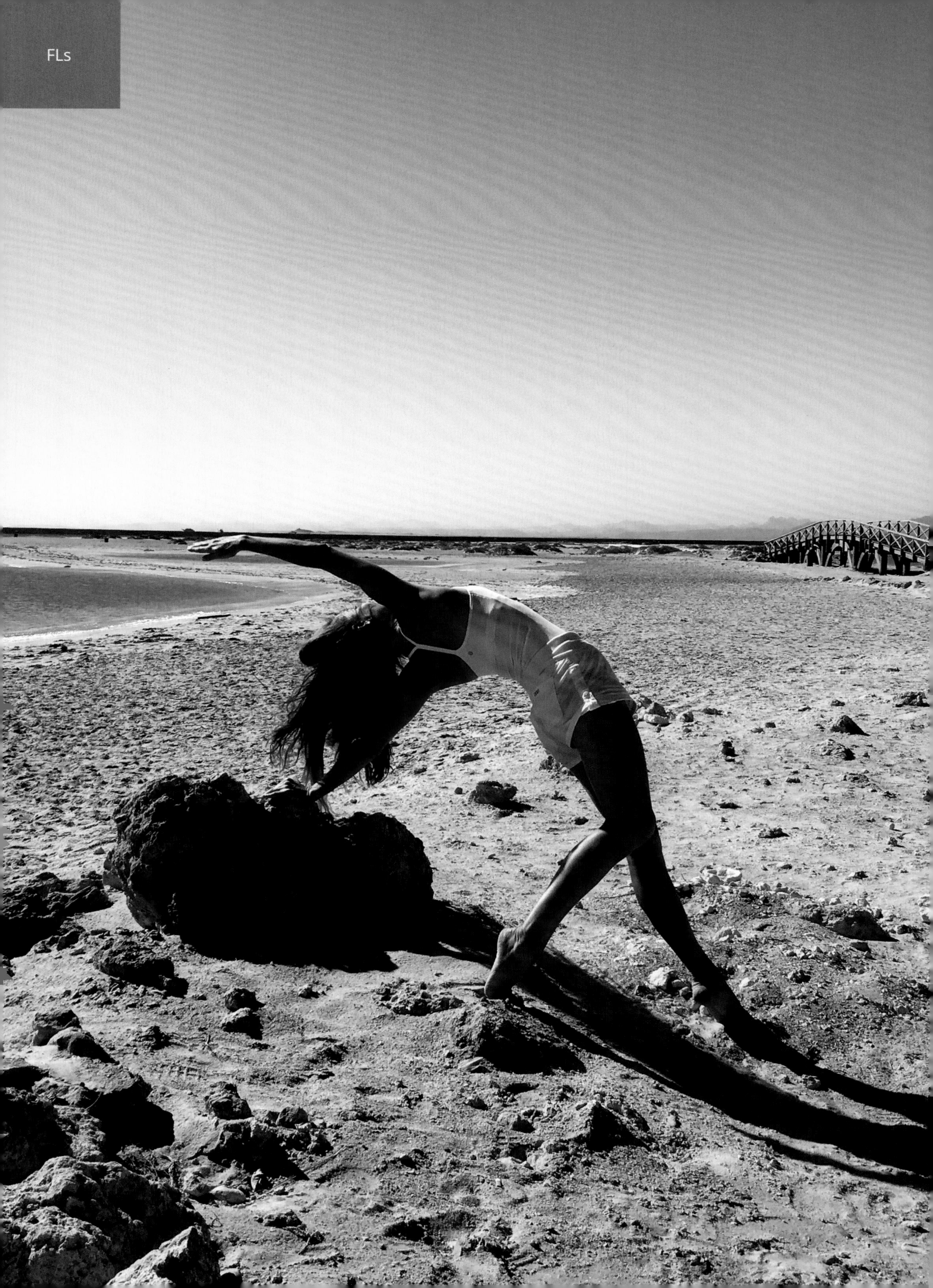

从整体认识彼此的关系

在螺旋线相关内容中，我们初步了解了经线之间的关系，而螺旋线中这个主题其实超出了本书的范围。而我们现在举出第二个例外，以下会简要介绍功能线与其他肌筋膜经线在生活中和垫上练习中的相互作用。

肌筋膜经线的相互作用

引发功能线参与的动作本质上是多维度的。这意味着该动作涉及许多其他肌筋膜经线，因为力也会沿着除功能线之外的许多肌肉和筋膜结构传递。事实上，在特定动作中，一个主要张力线可能只在瞬间与某条功能线完全对齐，之后力会倾向于手臂线，偏向体侧线或更多地涉及螺旋线。

跟随螺旋线旋转

由于后功能线和前功能线都跨越过身体的中线，因此，它们经常会与螺旋线合作。合作发生在不同时间、不同程度、不同部位的不同动作中。

在垫上练习中，我们可能会刻意在不旋转躯干的情况下使用后功能线和前功能线。但在运动场上、跑道上、攀崖或游泳中，这是不可能的，毕竟来回转身就是运动的一部分。

在垫上进行旋转运动时，我们经常将注意力集中在手臂线和螺旋线的合作上。尽管如此，我们也不能忽视功能线的能量贡献。为了强调功能线，我们可能会结合特定的练习调整，如将一侧手臂举过头顶，同时旋转脊柱；或者在转体弓箭步中通过单腿蹬地发力。通过这些方式，我们可以在运动中改变并调整螺旋线和功能线激活的程度。

与体侧线共同拉紧

通过观察体侧线的走行和肌筋膜结构，很容易看出同侧功能线在结构和功能上与体侧线近似。我们在进行练习中，当专注于体侧线时，同侧功能线往往会"跟随"得很好。可能是因为我们以体侧线为重点的练习很多样性，再加上有意识地整合手臂线，使得这种策略非常成功。我们前伸和后拉手臂时，体侧线会伸长、绷紧、强化和形成螺旋运动，这些都能有效地增强同侧功能线。

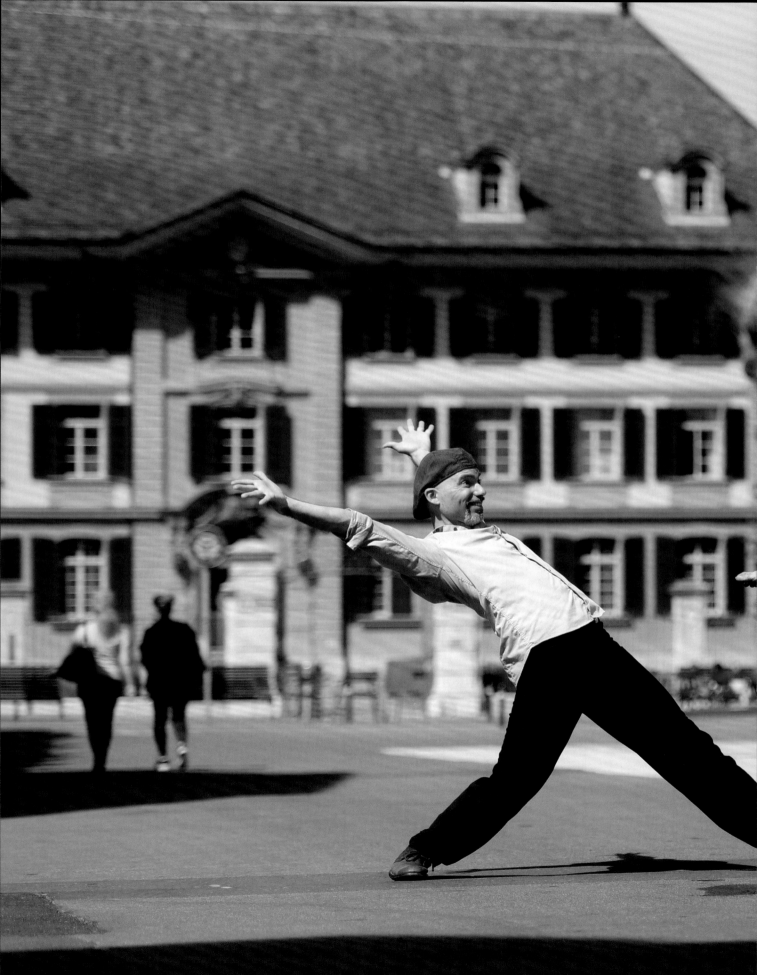

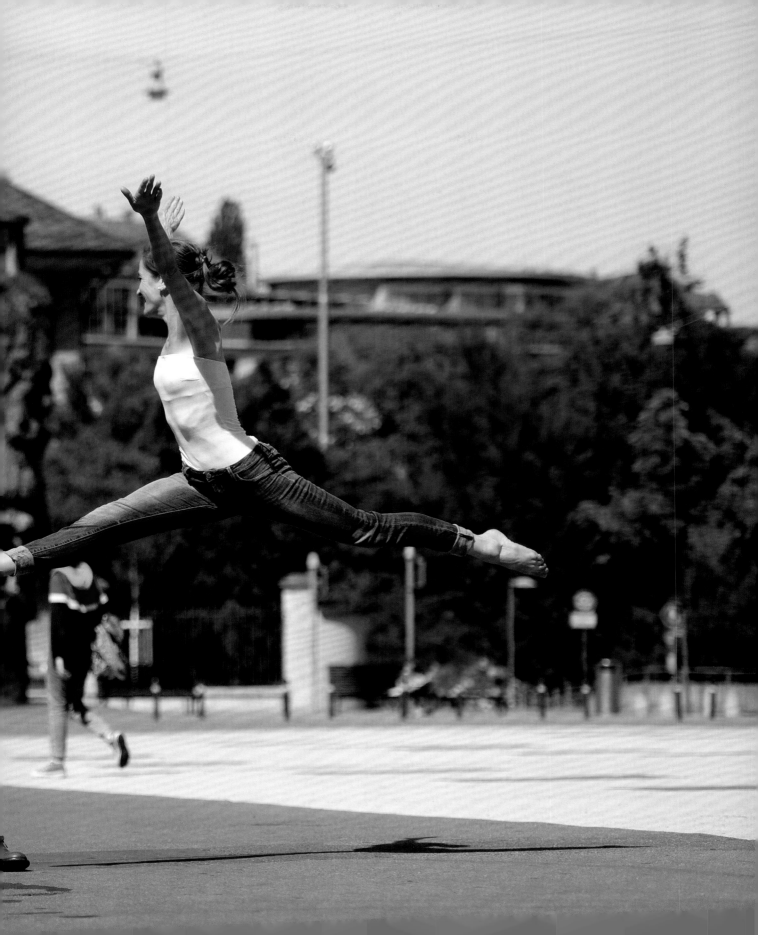

手臂线

灵性的创造者

从躯干到双手，4 条手臂线穿过手臂的 4 个象限。现在让我们把每条手臂线形象化展现。

将一侧手臂向外侧伸展，手掌朝向前方。臂前表线就好像三明治一样将躯干夹在中间，从胸骨和下背部出发，在上臂的顶端交汇。从此处开始，肌筋膜经线以符合预期的方式从手臂前侧延伸到手掌和手指尖。

接下来，将伸出的那侧手臂的手掌朝向地板。臂前深线在更深的一层，从胸部穿过肩部前侧，沿着伸直手臂的前缘，直至拇指。

现在，再一次将手掌心朝向前方。臂后表线从头部和颈部后侧，以及包覆肩部的上背部开始，沿着整条手臂的后侧延伸至手的背面。

最后再将手掌朝下。臂后深线从头部、颈部和上背部的后侧到达肩部，沿着伸直手臂的后缘直至小指。

这个简明描述旨在帮你建立一个清晰的印象，以便后续理解。但请记住，这 4 条线在组织和功能上一点也不简单。"表"和"深"这两个形容词是指经线在身体躯干起点的位置。而从起点开始，4 条手臂线会缓缓地"深入"或渐渐地"浮出"。浅表的手臂线在肩膀关节周围的功能近似。此外，我们将遇到几个肌筋膜"交叉点"，这 4 条经线通过它们进行沟通。

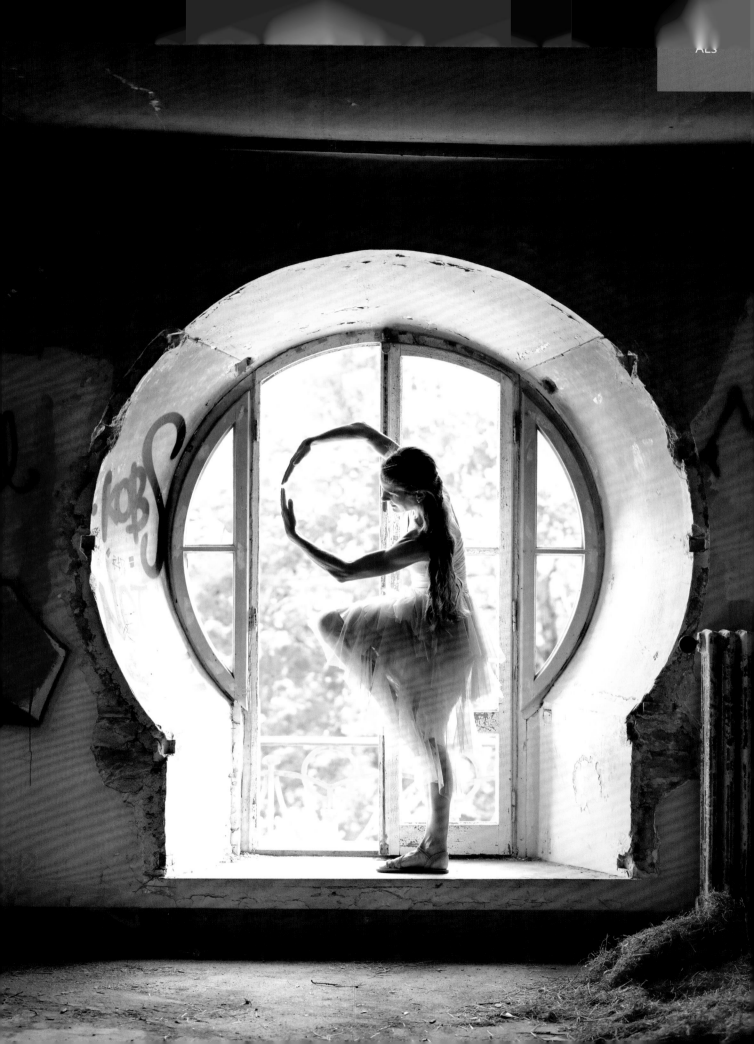

认识手臂线

以下是我认为与手臂线密切相关的 5 种感受属性。

连接： 我们每天都需要和不同的事物"接触"——抓取物体并与其他的人、动物和植物有肢体上的接触；我们也和自己接触——觉得冷的时候摩擦手臂，给身体的某些部位进行舒缓按摩。臂前线是连接者和保护者。有了它们，我们可以拿东西、拉东西、交叉双臂保护自己、握手、拥抱一个人或一棵树，也能抚摸小狗的耳朵。

空间： 每天无数次，我们都会"放手"。我们在物理上松开物体、他人、动物、植物，甚至我们自己的一部分，让双手可以自由地去照顾其他的人和事物。张开双臂代表的是"拥抱我"或"我感到高兴和安全"。当臂后线参与时，我们会松开手，将事物推开，或通过划出明确的边界来定义个人空间。然而换个思路，臂后线亦可以开放接纳。

表达： 在孩子说出第一个字之前，他们已经在用身体进行自我表达了。动作是我们的第一语言，也是我们使用一生的一种沟通方式。我们有意识或无意识地通过无数的面部表情和姿势来传达信息。尽管所有肌筋膜经线都能协助传达肢体语言，但手臂线有特殊的作用。一方面它们可以通过手势在视觉上强调言语信息的质量、能量，甚至重要性；另一方面，可以通过触摸和触感性质来表达。有力的握手或轻轻地把手放在别人的肩膀上都可以建立起连接，但它们所传达的信息却截然不同。我们可能会不耐烦、胆怯或兴奋地拉扯某人，或敲响他们的房门，或握紧他们的手。当手臂线与身体模式完美结合时，它们所传达的语言——无论是通过触摸还是手势——都是清晰的，因此可以被连贯地接收。

创意表现： 创造力是我们所有人与生俱来的特质。因而我们可以有富有想象力的源头并创造出新事物。关于创造，我们往往会联想到艺术或令人惊叹的艺术成就。然而，你不需要拿出一幅辉煌的画作、一部畅销小说或一栋建筑奇迹才能表现创造力。也许你内心的日常创造力通过写日记、在卡布奇诺咖啡上撒巧克力粉、布置办公桌或种花来呈现。无论是什么，当涉及通过双手将你的创造性见解实现时，手臂线就是"表现家"。

灵性： 雕塑家奥古斯特·罗丹曾将手视为身体灵性的一部分。世界各地的信徒将双手或合十，或放在地上，或举向天空祈祷。 在某些文化中，用手"舞动"可以与神灵交流。 用手盘珠子或轻轻摩擦指尖可以将我们的意识"锚定"在当下。 细细抚摸已故亲人的纪念品、信物或幸运符，所唤起的感受亦远远超出了触觉的范畴。 手对身体的触摸也是如此。看似超凡脱俗的事物都是用双手创造出来的，让我们对音乐、艺术、建筑和文学的力量感到惊叹。罗丹是对的吗？ 手本身具有灵性吗？ 还是说当我们刻意创造有意义的事物时，灵性会通过双手展现出来？无论如何，手臂线可以作为创造和接收难以言喻事物的物理途径。

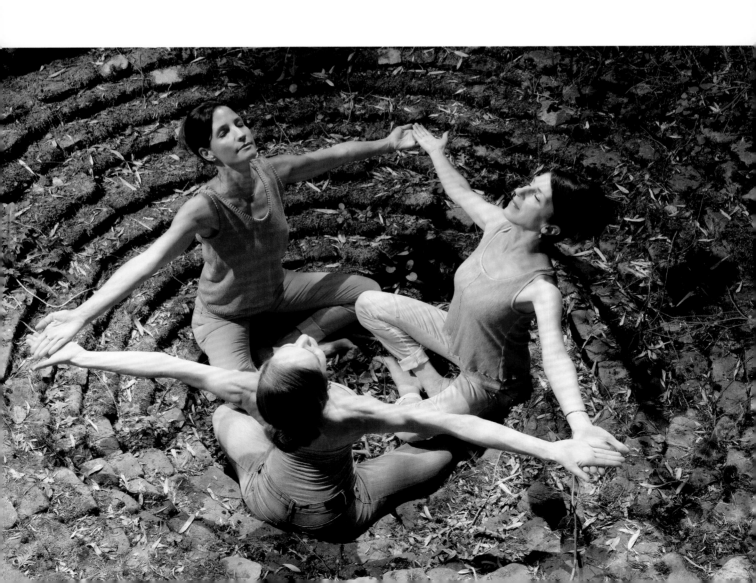

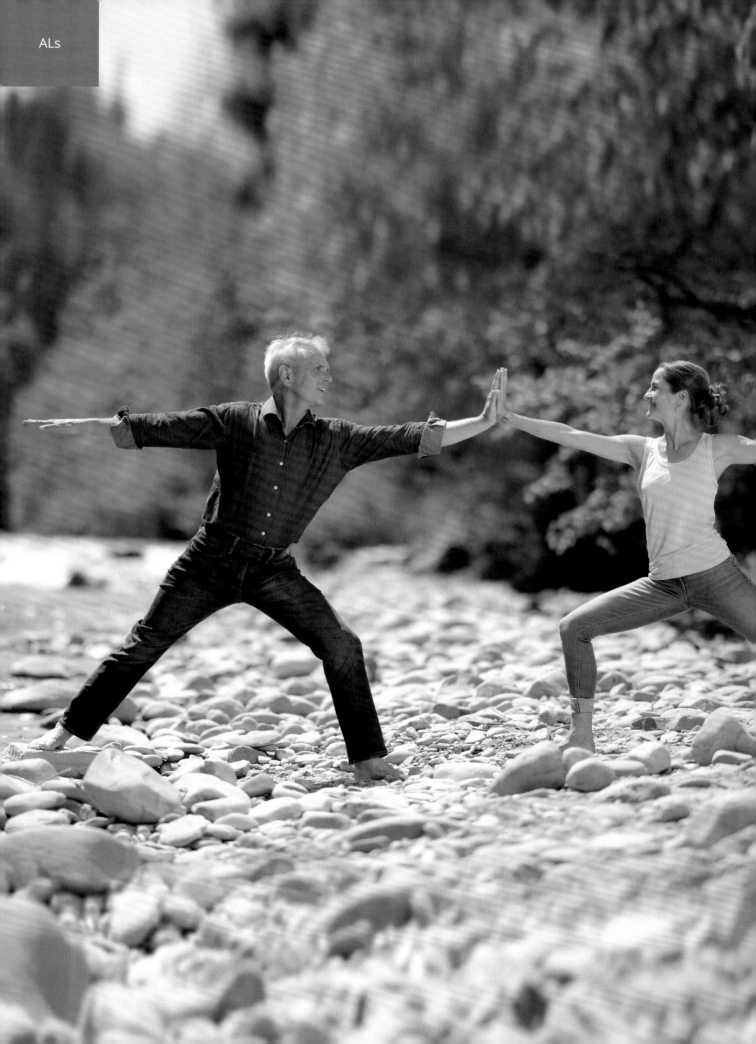

通过托马斯的视角看手臂线

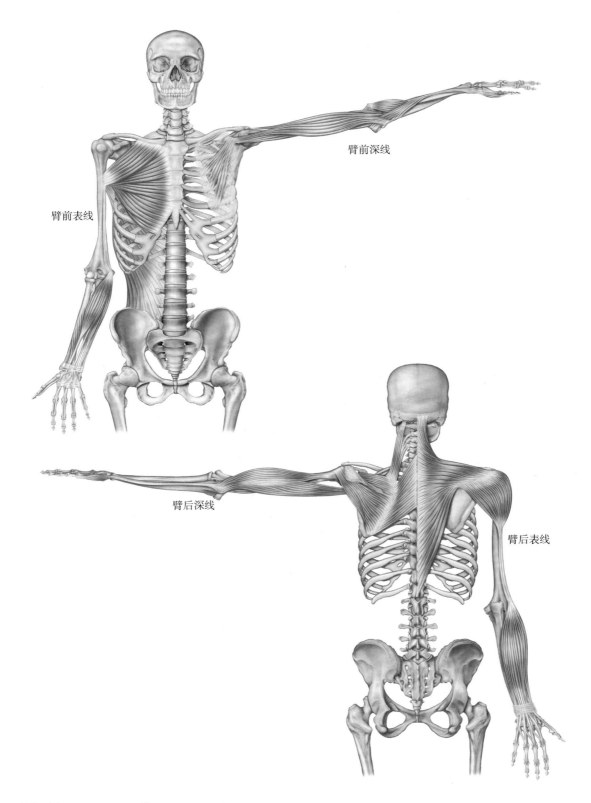

臂前深线

臂前表线

臂后深线

臂后表线

惠允引自 *Anatomy Trains*® ELSEVIER

臂前表线和
臂前深线

认识解剖结构

骨骼车站**和肌筋膜经线**

■■■ 臂前表线

1　锁骨内侧 1/3、肋软骨、下肋、髂嵴
2　胸大肌、背阔肌、大圆肌（功能上包含）、
　　胸腰筋膜（浅层）
　　3　肱骨内侧线
4　肱骨内侧肌间隔
　　5　肱骨内上髁
6　屈肌群
7　腕管
　　8　手指掌面

■■■ 臂前深线

1　锁骨下缘和第 3、第 4 和第 5 肋
2　锁骨下肌、胸小肌、胸锁筋膜
　　3　喙突
4　肱二头肌、喙肱肌、肱肌
　　5　桡骨粗隆
6　旋后肌、旋前圆肌、桡骨骨膜
　　7　桡骨茎突
8　腕桡侧副韧带
　　9　手舟骨、大多角骨
10　鱼际肌群
　　11　拇指

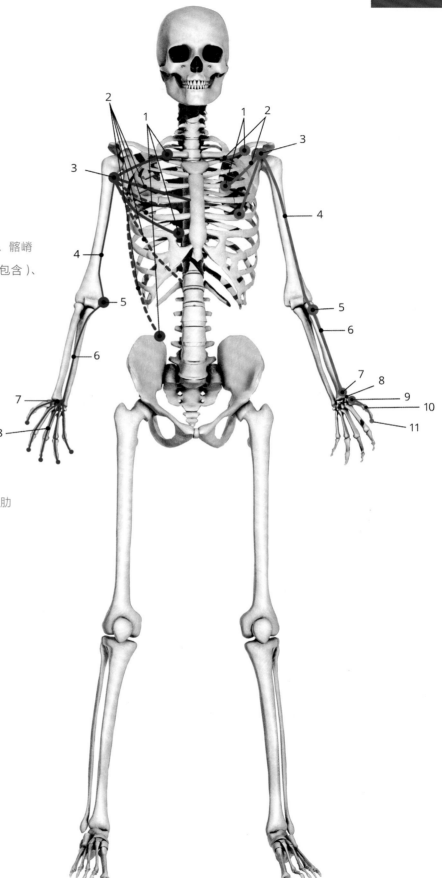

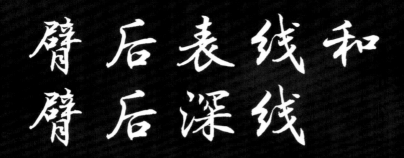

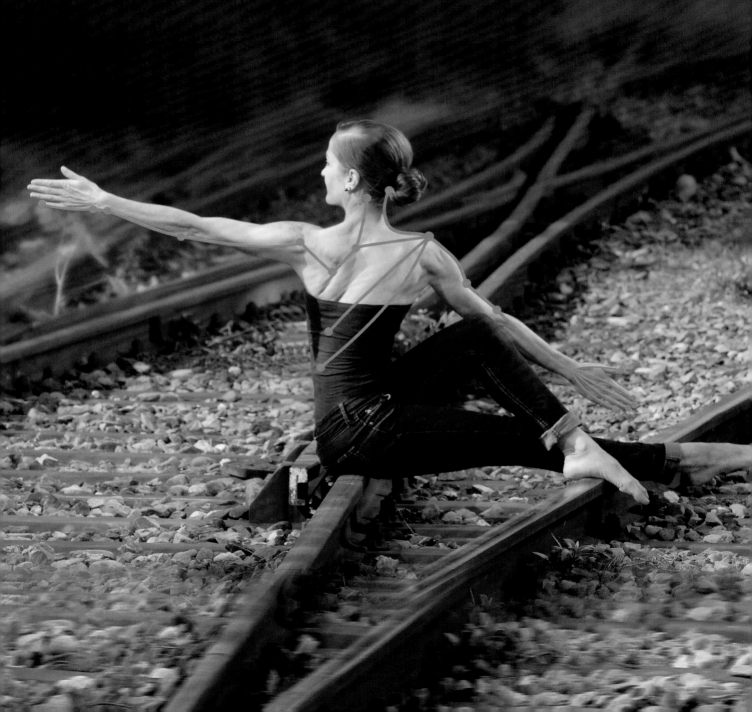

认识解剖结构

骨骼车站和肌筋膜经线

■■ 臂后表线

    1   枕嵴、项韧带、胸椎棘突

2   斜方肌

    3   肩胛冈、肩峰、锁骨外侧 1/3

4   三角肌

    5   肱骨的三角肌粗隆

6   肱骨外侧肌间隔

    7   肱骨外上髁

8   伸肌群

    9   手指背面

■■ 臂后深线

    1   枕骨下表面、C1~C4 横突、C7~T5 棘突

2   头外直肌、肩胛提肌、大菱形肌、小菱形肌

    3   肩胛骨内侧缘

4   肩袖肌群（冈上肌、冈下肌、小圆肌、肩胛下肌）

    5   肱骨头

6   肱三头肌

    7   尺骨鹰嘴

8   沿着尺骨骨膜的筋膜

    9   尺骨茎突

10   腕尺侧副韧带

    11   三角骨、钩骨

12   小鱼际肌群

    13   小指

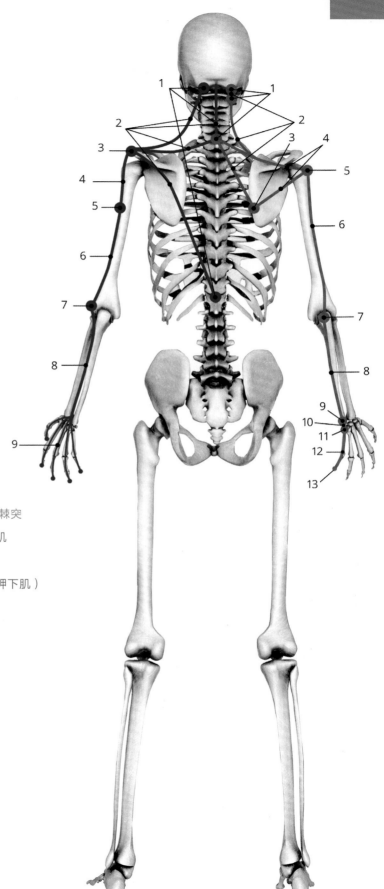

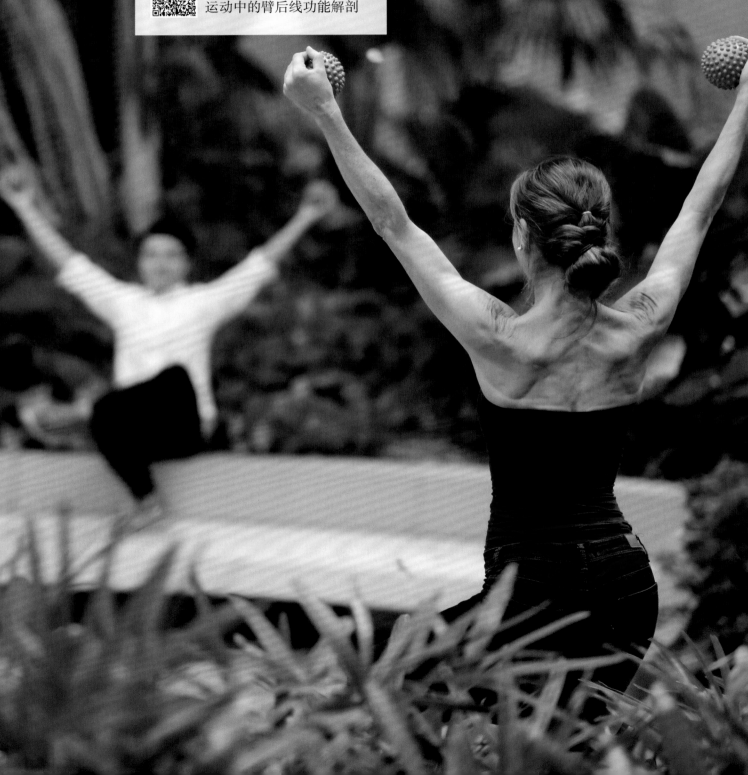

站上瑜伽垫，解析手臂线

 动作练习：功能解剖
运动中的臂前线功能解剖

 动作练习：功能解剖
运动中的臂后线功能解剖

学习姿势和运动功能

　　手臂线是优秀的动态稳定肌和运动肌。考虑到与髋关节的稳定相比，肩关节具有"不稳定"的性质时，动态稳定肌的必要性就不言而喻了。因为肩带肌群和骨骼是肩关节自如活动的基础，所以肩胛骨和锁骨的动态平衡以及适应性稳定则更加重要。在动作方面，手臂线涵盖的范围是多维的。参与了我们的日常处理的无数任务，比如我们通过碰触或手势与外界沟通。尽管许多动作只用到臂前线或臂后线相关关节，但4条手臂线之间的功能存在重叠，这意味着手臂线功能之间的差异并不是绝对。事实上，在现实生活中，四条手臂线常常一起发挥作用。尽管如此，每对经线（两条）都有特定的角色和总的动作模式。

　　臂前线能够弯曲手指和腕关节、肘关节，并将手臂拉向身体，动作功能非常丰富。我们通过这些经线建立肢体连接并拿取东西。

　　相比之下，臂后线会伸展手指和腕关节、打开手臂，并将手臂往侧面伸出和举过头顶。我们通过张开手臂，在身体周围创造空间。

臂前表线

1. 胸大肌、背阔肌、大圆肌、胸腰筋膜：	肩关节屈曲、伸展、内收和内旋 减缓肩关节外展和外旋 为肩关节提供动态稳定（高负荷下） 用手臂支撑身体时负重 感觉反馈
2. 表层和深层的腕屈肌和指屈肌：	腕关节屈曲，减缓腕关节伸展 手指屈曲 为肘关节提供动态稳定 为腕关节和手指提供动态稳定 感觉反馈

臂前深线

1. 锁骨下肌、胸小肌、胸锁筋膜：	肩胛骨前倾 为肩带提供动态稳定
2. 喙肱肌、肱二头肌、肱肌：	肩关节屈曲和内收，减缓伸展和外展 肘关节屈曲，减缓伸肘 前臂旋后，减缓旋前 为肘关节提供动态稳定
3. 旋后肌、旋前圆肌、桡骨骨膜、腕桡侧副韧带：	肘关节屈曲，减缓伸展 前臂旋前和旋后 为前臂和腕关节提供动态稳定
4. 鱼际肌群：	拇指的多维度动作（屈曲、内收、外展、内旋、对掌） 为拇指提供动态稳定 感觉反馈

臂后表线

1. 斜方肌、三角肌：	肩胛骨上提、内收、下降和内旋（关节盂向上转动） 为肩胛骨提供多维度动态稳定 肩关节屈曲和伸展、内旋和外旋、外展 用手臂支撑身体负重
2. 表层和深层的腕伸肌和指伸肌：	腕关节伸展，减缓屈曲 手指伸展 拇指伸展和外展 为腕关节和手指提供动态稳定 感觉反馈

臂后深线

1. 头外直肌、肩胛提肌、大小菱形肌、肩袖肌群：	肩胛骨上提、内收、外旋（关节盂向下转） 为肩胛骨提供动态稳定 为肩关节提供多维度动态稳定
2. 肱三头肌、腕尺侧副韧带：	肩关节伸展和内收，减缓屈曲和外展 肘关节伸展，减缓屈曲 为腕和肘关节提供动态稳定 用手臂支撑身体时的负重
3. 小鱼际肌：	小指的多维度运动（屈曲、外展、外旋、对掌） 为小指提供动态稳定 感觉反馈

肌筋膜解剖详解

　　详细地讨论解剖学是一项引人入胜的智力探索，也是制订细致动作策略的必要基础，后者是我撰写本书的主要原因之一。然而，我不认为死记硬背解剖学名词是有用的。在本章中，你将了解许多手部的小肌肉——如果你愿意去记住它们的名字，我会为你加油；如果你只想了解这些肌肉及其总的功能，那也完全没问题。

　　本章中包含一个新的次标题，称为"交汇"，在此列出了经线之间肌筋膜结构所建立的"结构桥梁"。

　　四条手臂线所有的肌肉和筋膜在结构上都相连，使每条线成为一个完整的力传递连续体。

臂前表线

锁骨、肋软骨、下肋、髂嵴·**胸大肌、背阔肌、大圆肌、胸腰筋膜**·肱骨内侧线·肱骨内侧肌间隔

　　在躯干部分，臂前表线以两块体积可观的肌肉开始，即胸大肌和背阔肌。你已经知道它们是功能线的一部分了。胸大肌从腹直肌鞘、胸骨、肋骨前侧和锁骨跨越到肱骨，因此无须解释为什么它是臂前表线的一部分。但你可能对背阔肌感到疑惑——正如托马斯解释的那样，这块肌肉在胚胎阶段时位于躯干的前半部，之后迁移到后半部，这使其被纳入臂前表线变得合理。这个不那么明显的臂前表线组成部分将骨盆后部、胸腰筋膜、肋骨后侧和脊柱与上臂前部连接起来。与背阔肌相邻并同步反映其肩部动作的是大圆肌。从功能上看，它也被认为是臂前表线的一部分。

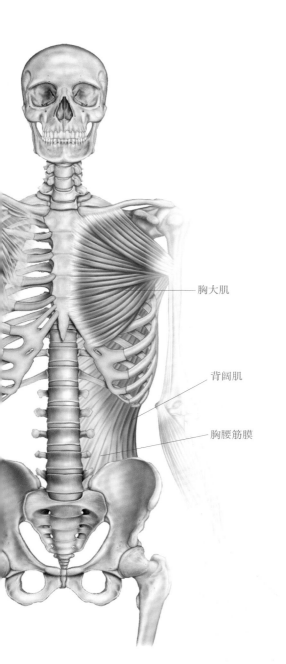

胸大肌

背阔肌

胸腰筋膜

胸大肌、背阔肌和大圆肌相互协作，完成肩关节的屈曲、伸展和内旋，并通过内收将手臂拉向身体。当肩部负重且面对很高的功能需求时，这些肌肉将肱骨头牢牢地固定在关节囊中。

关于胸腰筋膜的功能，最重要的是要记住肩关节、臂部甚至手的动作都会影响下背部的状态。反过来看，下背部的状况也会影响肩关节、臂和手活动的舒适程度和运动效率。如果你刚好在思考胸腰筋膜与臂前表线最直接相连的部分是哪里，那就是胸腰筋膜的表层（后层）。

交汇

大圆肌：臂后深线

筋膜运动特性

抗拉强度·肌肉协作·力传递·适应性·多维性·流动性·滑动性·弹性·伸展性·张力调节·动觉

机车库：胸部

前表线·体侧线·螺旋线·前功能线·同侧功能线·臂前表线·臂前深线（前深线）

机车库：下背部

后表线·螺旋线·后功能线·同侧功能线·臂前表线·前深线…（前表线·体侧线·前功能线·臂前深线·臂后表线·臂后深线）

胸大肌、背阔肌、胸腰筋膜·肱骨内侧线·**肱骨内侧肌间隔**·肱骨内上髁·**屈肌群**·**腕管**·手指掌面

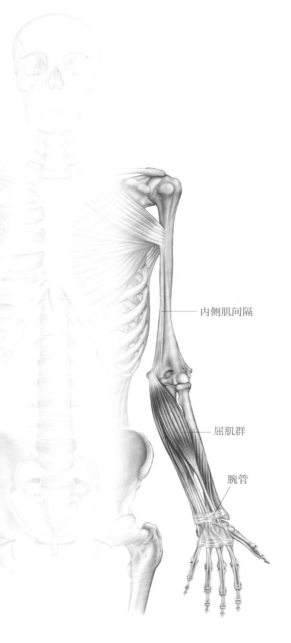

内侧肌间隔

屈肌群

腕管

从胸大肌和背阔肌相邻的附着点开始，臂前表线经由肱骨内侧肌间隔——上臂屈肌和伸肌之间的筋膜——延伸到肘关节。经过肱骨内上髁处，它汇入屈肌总腱，由此通向前臂的浅层屈肌。前臂浅层屈肌包括5块肌肉，旋前圆肌与臂前表线交汇。桡侧腕屈肌、掌长屈肌、尺侧腕屈肌和指浅屈肌构成了这组肌肉的其余部分。当观察前臂的深层屈肌时，我们会遇到指深屈肌和拇长屈肌，因为这两块肌肉是同一筋膜复合体的一部分，因此也被认为是臂前表线的一部分。浅层屈肌和深层屈肌共同屈曲腕关节和所有五根手指，此外，它们还有助于腕关节和手部的动态稳定。浅层屈肌也在肘部的动态稳定中发挥着作用。

腕管是前臂到手掌的另一条通道，它是腕关节内侧屈肌支持带和腕骨之间的狭窄骨纤维管。

筋膜运动特性

抗拉强度·肌肉协作·力传递·适应性·流动性·滑动性·张力调节·动觉

训练考量

臂前表线具有爆发力和抓握力，这些是在练习中值得关注的特质。但同时适应性、滑动性和流动性对于促进肩关节、手臂的舒适和开放感同样重要。由于协调的手指动作是日常生活功能的一部分，所以本体感觉的训练策略和触觉意识也是练习中优先考虑的重点。

臂前深线

锁骨和第3、第4、第5肋·**胸小肌、锁骨下肌、胸锁筋膜**·喙突·肱二头肌，喙肱肌，肱肌

　　臂前深线从胸小肌和锁骨下肌开始延伸到肋骨和锁骨外围。这两条肌肉都嵌入胸锁筋膜中，而胸锁筋膜位于胸大肌下方，从锁骨延伸到腋窝。胸小肌向斜上方延伸到喙突——德语称其为肩胛骨的"乌鸦峰"。当单独运动时，胸小肌会向前下方拉肩胛骨，并将其下角向上拉起，远离其贴近肋骨后侧的静止位置。现在让我们把目光转向经常被忽视的锁骨下肌。锁骨下肌横跨在第1肋和锁骨之间，并在此处动态地维持着锁骨相对胸廓和胸骨的稳定——而这里有另一个经常被忽视的结构，那就是胸锁关节。胸锁关节能够平滑、多维度地滑动是肩部轻松运动的关键。

筋膜运动特性

　　肌肉协作·适应性·流动性·滑动性·伸展性·动觉

机车库：胸部

前表线·体侧线·螺旋线·前功能线·同侧功能线·臂前表线·臂前深线…（前深线）

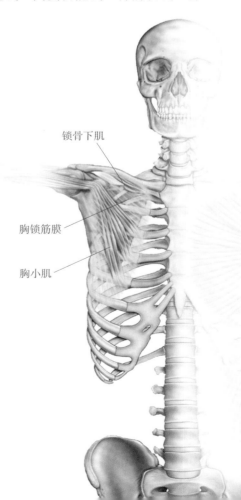

锁骨下肌

胸锁筋膜

胸小肌

157

胸小肌、锁骨下肌、胸锁筋膜·喙突·**肱二头肌、喙肱肌、肱肌**·桡骨粗隆·旋后肌、旋前圆肌、桡骨骨膜

臂前深线从"乌鸦峰"（喙突）开始，沿着喙肱肌和肱二头肌延伸至手臂。细长的喙肱肌穿过盂肱关节到肱骨干。相比之下，双头的肱二头肌横跨了肩关节和肘关节。肱二头肌在前臂附着在桡骨粗隆上，与前臂的深筋膜相连。喙肱肌能有效地屈曲和内收肩关节，而肱二头肌对肩关节的屈曲贡献较弱，但它却能增加或减少肩关节内的空间（肱骨头和关节囊之间的空间，即盂肱关节腔）。肱二头肌的主要力量在于它能够屈肘和使前臂旋后。接下来是肘关节的主要屈肌——肱肌。它起自肱骨的前侧面，延伸至尺骨的上部。

交汇

肱二头肌：臂前表线·臂后深线

筋膜运动特性

抗拉强度·肌肉协作·力传递·适应性·动觉

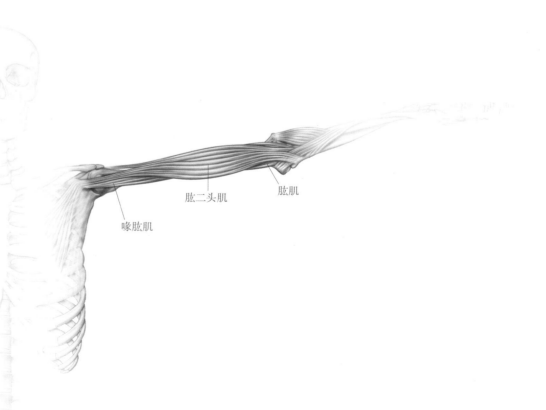

肱二头肌

肱肌

喙肱肌

肱二头肌、喙肱肌、肱肌·桡骨粗隆·**旋后肌、旋前圆肌、桡骨骨膜**·桡骨茎突·腕桡侧副韧带

　　从肱二头肌短头终止的部位开始，旋后肌绕过桡骨的上 1/3 处。它与肱二头肌一起完成前臂旋后。由于是旋后肌的对应部分，所以旋前圆肌可以被视为与臂前表线的功能交汇。

　　臂前深线沿着桡骨骨膜继续延伸至桡骨远端的茎突。从肘部到手腕的筋膜连接也涉及桡骨和尺骨之间的骨间膜——它是一种纤维鞘，可提供动态稳定性，同时使骨骼之间能够平滑地相对移动。

交汇

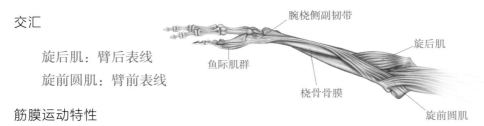

　　旋后肌：臂后表线

　　旋前圆肌：臂前表线

筋膜运动特性

　　肌肉协作·适应性·多维度性·滑动性

桡骨茎突·腕桡侧副韧带·手舟骨、大多角骨·鱼际肌群·拇指

　　在腕关节处，臂前深线通过短而坚固的腕桡侧副韧带从桡骨的远端穿过两块腕骨，即手舟骨和大多角骨。这条线一直延伸到拇指，在大鱼际肌处完成了从躯干到 4 块鱼际肌的旅程。这 4 条短肌包括拇收肌、拇短展肌、拇短屈肌和拇对掌肌。它们共同完成拇指屈曲、内收、外展和内旋，同时有助于拇指的动态稳定。

筋膜运动特性

　　肌肉协作·适应性·动觉

训练考量

　　在臂前深线肩带的部分，无论是在肌肉还是筋膜上，我们通常追求对它们进行放松练习。在臂和手部这一区域，连接的本体感知意识和筋膜适应性十分重要。虽然我们也追求力量，但在练习中我们的目标还是灵活性和长度，而不是肌肉的肥大。

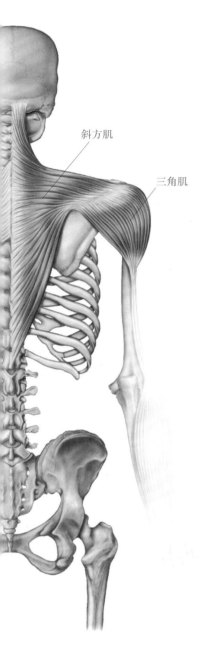

斜方肌

三角肌

臂后表线

枕嵴、项韧带、胸椎棘突·**斜方肌**·肩胛冈、肩峰、锁骨外侧 1/3·**三角肌**·肱骨三角肌粗隆·外侧肌间隔

　　斜方肌是臂后表线的起始。从枕骨沿着脊柱跨越到胸椎最下端，再横向延伸至肩胛骨和锁骨。三角肌紧贴着肩部，从肩关节向外横贯到肱骨三角肌粗隆。斜方肌的个别部分与三角肌的个别部分以筋膜相连，只要发挥一点想象力，就可以把它们想象成半个"斜方肌-三角肌披风"。理解这两块肌肉的复杂功能需要花一些脑力。

　　斜方肌具有移动头部和颈部的功能，或作用于肩带，这取决于肌肉的哪一部分是激活的以及如何激活。斜方肌上部（或者说纤维向下走行的部分）可以伸展头部和颈部，产生同侧屈曲和对侧旋转的运动，以及让对侧相同的动作减速。臭名昭著的头前伸姿势也是受上斜方肌作用的影响。当我们将注意力集中在肩带时，就会看到斜方肌上部可使锁骨上提，以及将肩胛骨向上和内侧拉动。斜方肌中部将肩胛骨拉向脊柱，斜方肌下部（或者说纤维向上走行的部分）可使肩胛骨向内下侧滑动，同时将关节盂向上转动。综上所述，你可以想象斜方肌上部和斜方肌下部如何作为同一块肌肉的相互拮抗部分发挥作用。从整体的功能来看，斜方肌在肩带动态稳定中的作用显而易见。因此，保持其各部分之间的平衡以及与作用于肩胛骨的其他肌筋膜单元的平衡是非常必要的。

　　聚焦三角肌时可能会让大脑放松一会儿。当三角肌前部或锁骨部分激活时，三角肌使肩关节屈曲并内旋，三角肌中部或肩峰部位则可以外展上臂。后部或肩胛冈部分则会产生肩关节伸展和外旋运动。当上臂向两侧抬起时，三角肌前部和后部相互"中和"，或者更准确地说，相互达到动态平衡。

交汇

　　三角肌：臂前深线

筋膜运动特性

　　抗拉强度·肌肉协作·力传递·适应性·多维度性·流动性·滑动性·伸展性·动觉

三角肌·肱骨三角肌粗隆·**肱骨外侧肌间隔**·肱骨外上髁·**伸肌群**·手指背面

从三角肌止点开始，肱骨外侧肌间隔（分隔上臂伸肌和屈肌的筋膜）跨越肘关节直到肱骨外上髁。臂后表线与屈肌总腱一起穿过肘关节，延伸至腕关节和手的伸肌群。浅层的前臂伸肌群包括肘肌、肱桡肌、尺侧伸腕肌、桡侧腕长伸肌、桡侧腕短伸肌、指伸肌和小指伸肌。当我们将注意力转向深层的前臂伸肌时，会看到拇长伸肌、拇短伸肌、拇长展肌和示指伸肌，这个肌群的另一个成员是旋后肌，也是臂后表线的交汇处。整体来说，浅层和深层伸肌群提供腕关节和手指的伸展，同时有助于整体的动态稳定。浅层的前臂伸肌在肘关节有动态稳定的作用。

交汇

深层的前臂伸肌：臂后深线

筋膜动作特性

抗拉强度·肌肉协作·力传递·适应性·流动性·滑动性·动觉

训练考量

在垫上练习，我们将斜方肌视为肩胛骨的稳定肌，因此建议进行较低负荷的练习（我们的目标是避免背阔肌过多参与）。臂后表线内部的动态平衡和周围的滑动也是训练的优先考量。对于三角肌也是以此类推，但在这个肌筋膜区域中，我们需要的是更多的力量。在臂后表线的前臂和手部，我们追求的健康策略结合了本体感觉的精确力量以及筋膜间的相对滑动。

肱骨外侧肌间隔

伸肌群

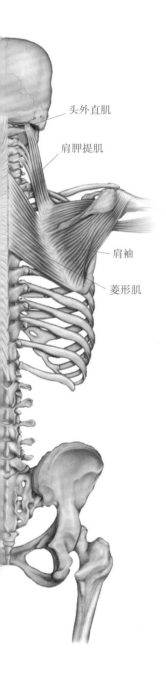

头外直肌

肩胛提肌

肩袖

菱形肌

臂后深线

枕骨部、C1～C4 横突、C7～T5 棘突 · **头外直肌、肩胛提肌、大小菱形肌** · 肩胛骨内侧缘 · **肩袖肌群** · 肱骨头

　　在臂后深线中，我们将会认识到两段从脊柱到肱骨的肌筋膜轨道。第一段从头后侧的头外直肌开始，这是一块连接枕骨部和第 1 椎骨的小肌肉。在寰椎处，更为人们熟知的肩胛提肌也加入这段经线。严格来说肩胛提肌是背部肌肉，但在功能上它被认为是肩胛骨的稳定肌。它从颈椎向下延伸到肩胛骨内侧缘的最上端。沿着纤维的走行，我们来到肩胛骨顶端的冈上窝，这里的冈上肌是 4 条肩袖肌之一。冈上肌连接肱骨大结节。从功能上来说，肩胛提肌会影响颈椎和肩胛骨——当肩胛骨固定时，肩胛提肌会让颈部侧屈并产生伸展。正常发挥作用时，它可以防止上颈段向侧方和向前移动。当颈部保持固定时，肩胛提肌将肩胛骨向内上方拉动，使关节盂向下转。尽管冈上肌有助于肩关节外展，但它最主要的功能是肩关节的动态稳定肌。

　　接着让我们把注意力转向脊柱，沿着臂后深线的另一段"轨道"前进。从下颈椎和上胸椎开始，小菱形肌和大菱形肌穿过肩胛骨内侧缘，在那里我们遇到一个"道岔"。沿着螺旋线，我们顺着组织进入前锯肌（记住"菱形–前锯肌"）。通过臂后深线，可以触及冈下肌，也就是肩袖肌群的另一个组成。在前往肱骨大结节的途中，冈下肌会连接小圆肌（小圆肌也是肩袖肌群的一个组成）。在动作方面，大小菱形肌上提并内收肩胛骨，同时使关节盂向下转动。冈下肌和小圆肌使肩关节外旋，但最重要的是两者也是肩关节的动态平衡和稳定肌。

　　你可能想问：第 4 块肩袖肌（肩胛下肌）呢？肩胛下肌位于肩胛骨的深层，它的筋膜在菱形肌拉动肩胛骨时被拉紧。此外，肩胛下肌显然在肩部的动态稳定方面起着至关重要的作用，这使将其纳入臂后深线中变得合理。肩胛下肌与其他三块肩袖肌群的肌肉相辅相成，使肩关节内旋。

筋膜运动特性

　　抗拉强度 · 肌肉协作 · 适应性 · 多维度性 · 流动性 · 滑动性 · 伸展性 · 动觉

肩袖肌群·肱骨头·**肱三头肌**·尺骨鹰嘴·**沿着尺骨骨膜的筋膜**·尺骨茎突·**腕尺侧副韧带**·三角骨、钩骨·**小鱼际肌群**·小拇指

　　肱三头肌从肩胛骨外侧顶端离小圆肌和肱骨头不远处,靠近肩袖肌群的附着点开始,一路横跨过上臂。肱三头肌穿过肘关节,与尺骨鹰嘴和前臂筋膜相连。其产生的动作包括肩关节的伸展和内收,最重要的是肘关节的伸展和为屈曲减速。

　　臂后深线通过尺骨骨膜和邻近的筋膜层延伸至腕关节内侧的茎突。 腕关节的韧带,尤其是发挥稳定功能的腕尺侧副韧带,可作为臂后深线穿过腕中关节的通道。在穿行的过程中,腕尺侧副韧带和两块腕骨连接:三角骨和钩骨。臂后深线通过小鱼际肌群在手掌和小指内侧边缘结束其旅程。小指外展肌、小指屈肌、小指对掌肌和掌短肌的动作包括小指的屈曲和外展,同时提供动态稳定。

筋膜动作特性

　　抗拉强度·肌肉协作·适应性·流动性·动觉

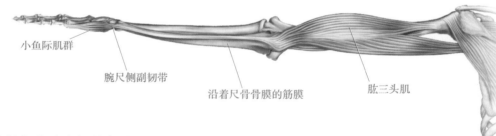

小鱼际肌群　腕尺侧副韧带　沿着尺骨骨膜的筋膜　肱三头肌

训练考量

　　肌筋膜的适应性与收放自如的力量是臂后深线在肩胛骨区域的训练重点。多维度、低负荷的动作(目标是刺激三角肌"下方")无疑对于臂后深线的肩袖部分有利,这类动作包括有助于肱骨头在内外旋时主动保持在关节盂中心。 我们有大量的动作可以用来充分强化这条经线的手臂部分。首先,这对于初学者来说会是很好的体验;其次,它有效地平衡了臂后深线的收缩力量。

做得好,奖励自己的时间到了!

163

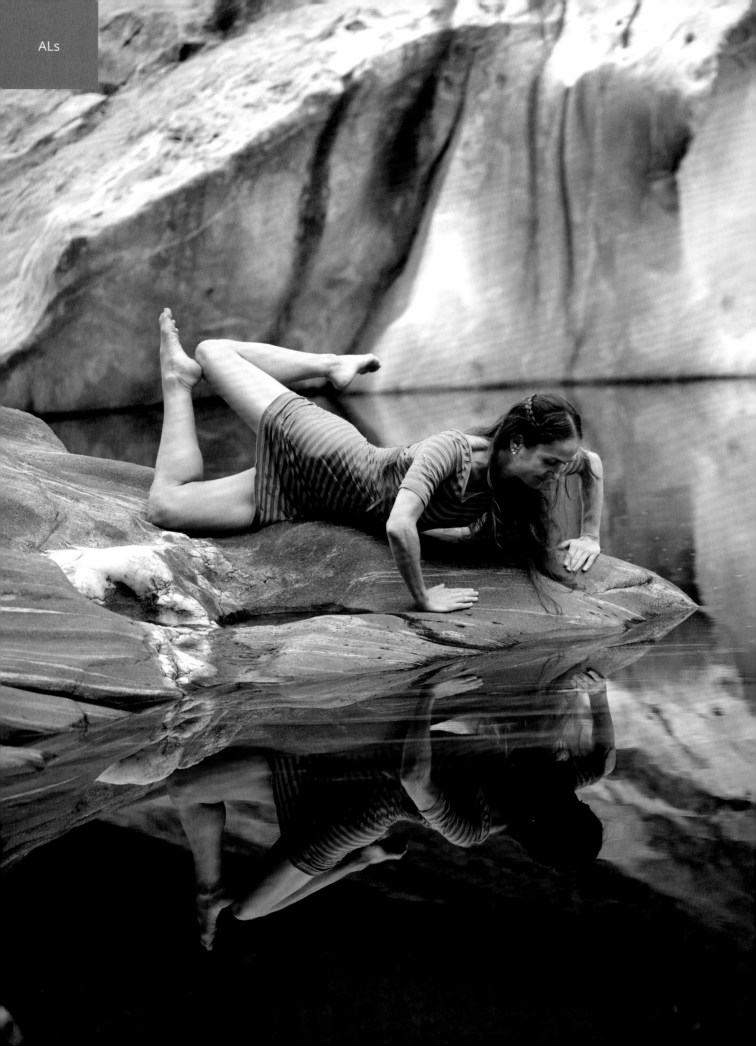

从整体的角度认识彼此的关系

在详细探索这四条手臂线中的个别肌肉和筋膜结构之后，让我们从宏观的角度来看它们之间的相互关联。我们也将了解手臂线与其他肌筋膜经线的关系。

交汇道岔

为了方便运用，我在下面这张表格中列出了上述这些经线交汇。请记住，交汇是两条或多条手臂线之间的肌筋膜"桥梁"。由于这样的桥梁能够传递力量，因此建立起了功能性连接。这代表着一条线的启动会立即引起其他线的变化。

原始经线	交汇道岔	接触的经线	
臂前表线	大圆肌	臂后深线	
臂前深线	肱二头肌	臂前表线	臂后深线
臂前深线	旋后肌（深层前臂屈肌）	臂后表线	
臂前深线	旋前圆肌（浅层前臂屈肌）	臂前表线	
臂后表线	三角肌	臂前深线	
臂后表线	深层前臂伸肌（拇长伸肌、拇短伸肌、拇长展肌）	臂后深线	

舒适的肩部

宽阔的肩部、具有长而平滑的 S 形曲线的锁骨、肩胛骨内侧缘的垂直对齐，以及锁骨和肩胛冈之间的宽角度都显示肩部处于最佳状态。 为了使手臂线能够放松并发挥最佳功能，肩带需要各方面的支撑，其中胸廓宽度和深度提供了肩带功能的基础。从这个意义上说，正是前深线胸廓部分的体积及宽大的体侧线为肩带提供了依靠，并使手臂能够轻松地完成悬挂动作或具备稳固的动作基础。

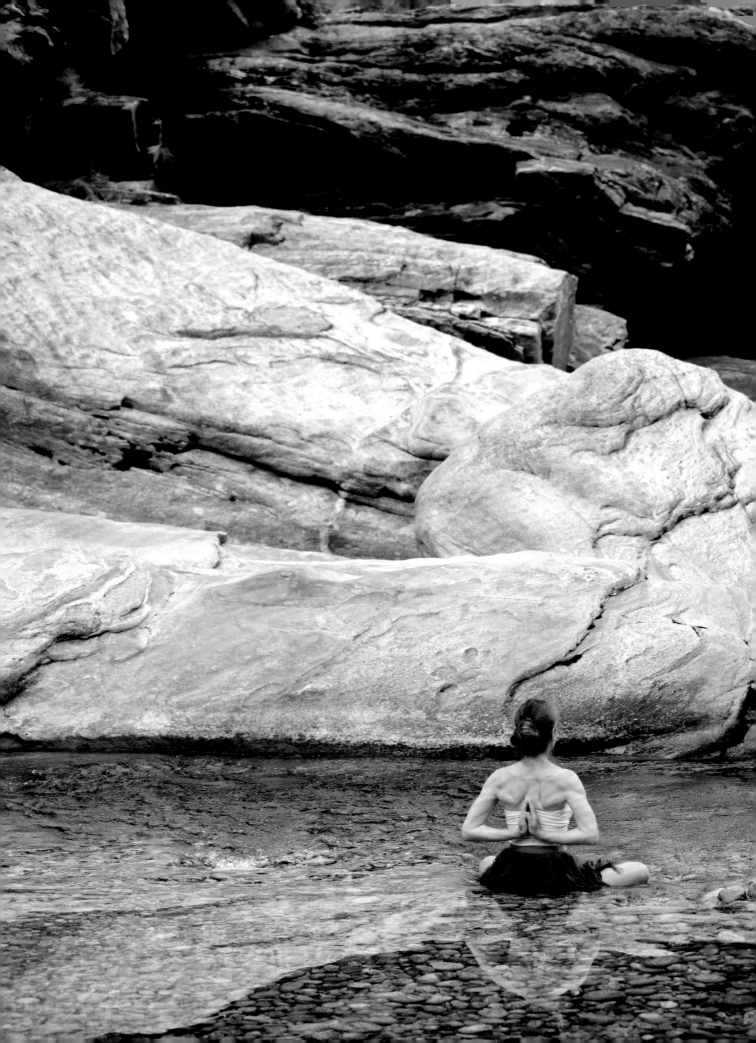

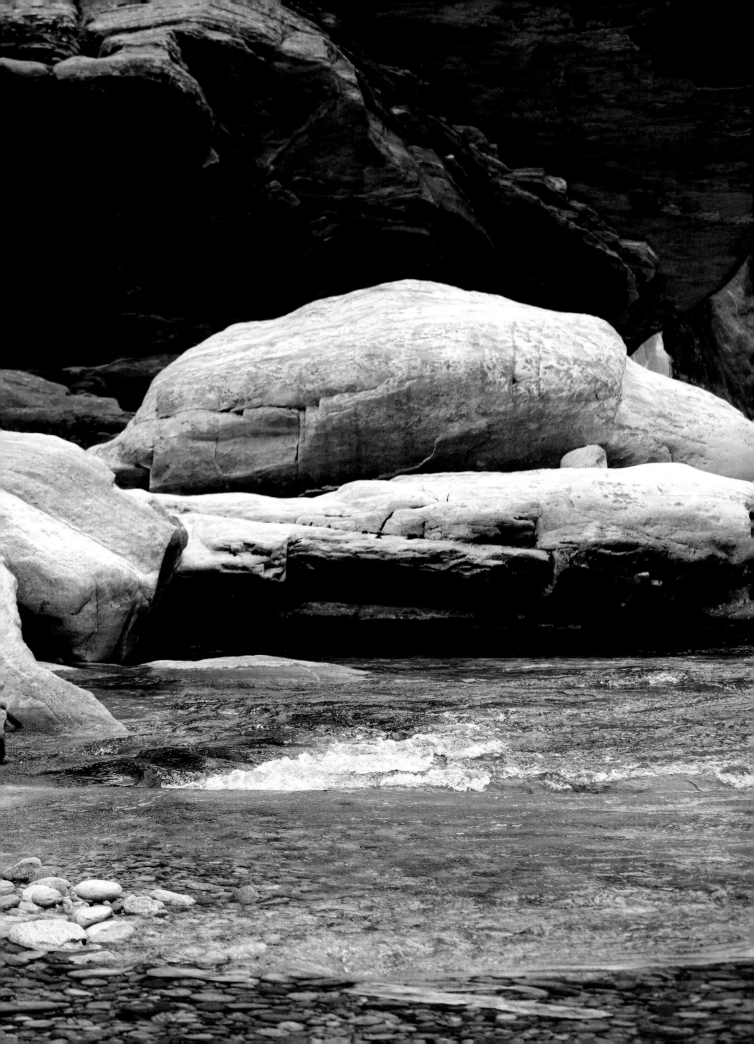

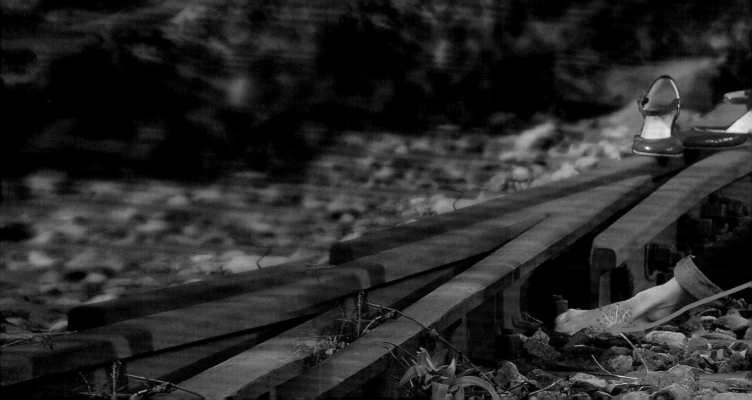

前深线

追求真正的自我

安静却充满活力的前深线是一条连续性的肌筋膜经线，从足部一直延伸到头部，连接着身体的核心。前深线从本质上具有体积感，它在占据我们的身体内部时，慷慨地为器官的保留着重要空间。

从结构上看，前深线从足底延伸至小腿前侧深处，穿过膝关节内侧，并在大腿内侧呈扇形展开。两段不同的肌筋膜轨道沿着大腿内侧向上延伸，在交织穿过骨盆后，沿着脊柱的前侧和两侧进入胸廓，继而分出 3 段前深线轨道。现在，前深线已经非常具有相当大的体积，最终从肋骨上端和颈部前侧浮现，延伸至下颌和太阳穴处完成走行。

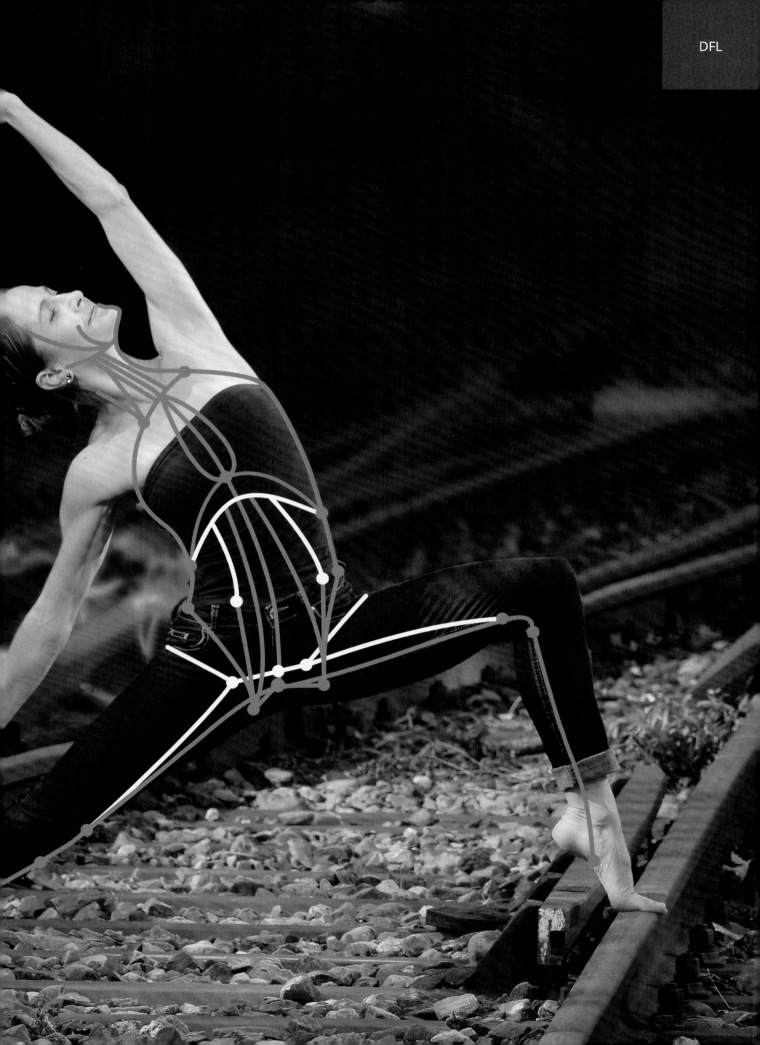

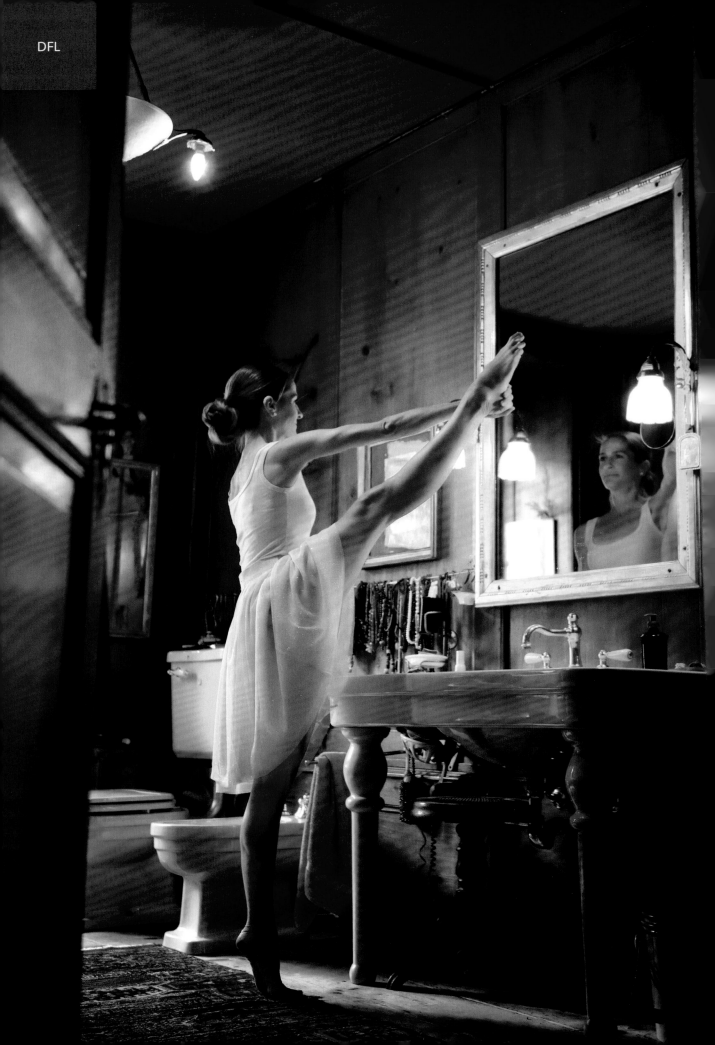

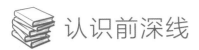 认识前深线

以下是我认为与前深线密切相关的 5 种感受属性。

诚信：英文"诚信"（integrity）一词源自拉丁文 integer，意思是"完整"。具备诚信这个特质的人也会让周围的人感觉他的品质是完整、无分歧且一致的。 身体力行地去践行诚信是一项终生练习，它既充满着各种值得接受的挑战，也带给你无与伦比的回报。前深线从我们躯体的核心支撑我们忠于真实的自我，全心全意地接纳自己，尊重我们的核心价值观和人生目标目。"诚信正直"的前深线会赋予你真实表达自我的声音，让你对自己的选择、行动甚至不作为负责。仅仅专注你的前深线并不会使获得完整性成为一项容易的实践，但它能够从你内心深处赋予这一过程力量。

真实的内在提升：内在提升和把肢体抬高完全不同。从内在进行提升既不刻意也非僵化。相反，你会体验到一种持续的、轻松的正气。有时内在提升的表现是让你更柔和、谦逊，甚至是悲悯；有时则是满足感、充盈并具有活力和自信。肌肉发达、张力充足、动态平衡的前深线以真诚和具备适应性的方式从内部提升了身体。

内在归属感：整个身体感觉自在是一种身心健康的标志。一个身体发育良好、心智完整且能表达情绪的前深线可以促进由内而外的身体意识和自我认知。而由此产生的内心满足感和轻松感则是无价的。

内省：静下来自我反省是一种需要训练的技能，就像训练肌肉和筋膜一样。在前深线中感受的胜任感和自在感，支持我们具有自省的勇气和毅力以学习为目的来审视内心，而不是妄自菲薄或独断专行。

活力：包覆在器官周围、拥有高度内感受性的前深线是身体活力的核心。当前深线被精心照料时，它会拥抱、按摩、滋养并从结构上支撑内脏器官，从内到外让身体生机勃勃。 我们不仅是要活着，我们还要充满活力。

通过托马斯的视角看前深线

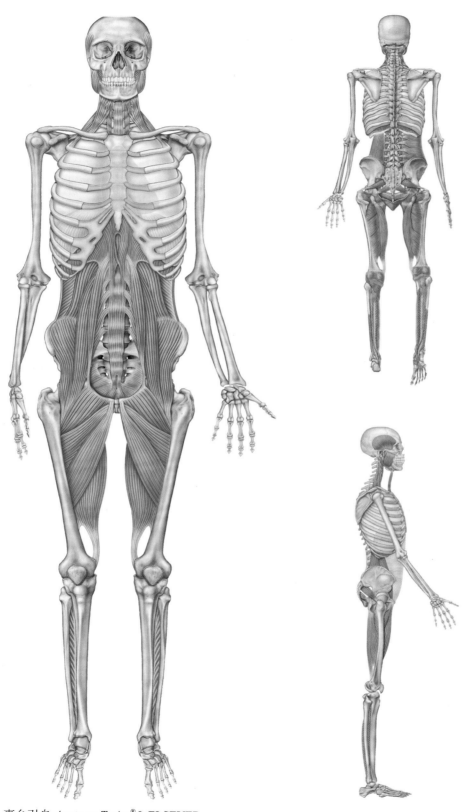

惠允引自 *Anatomy Trains*® & ELSEVER

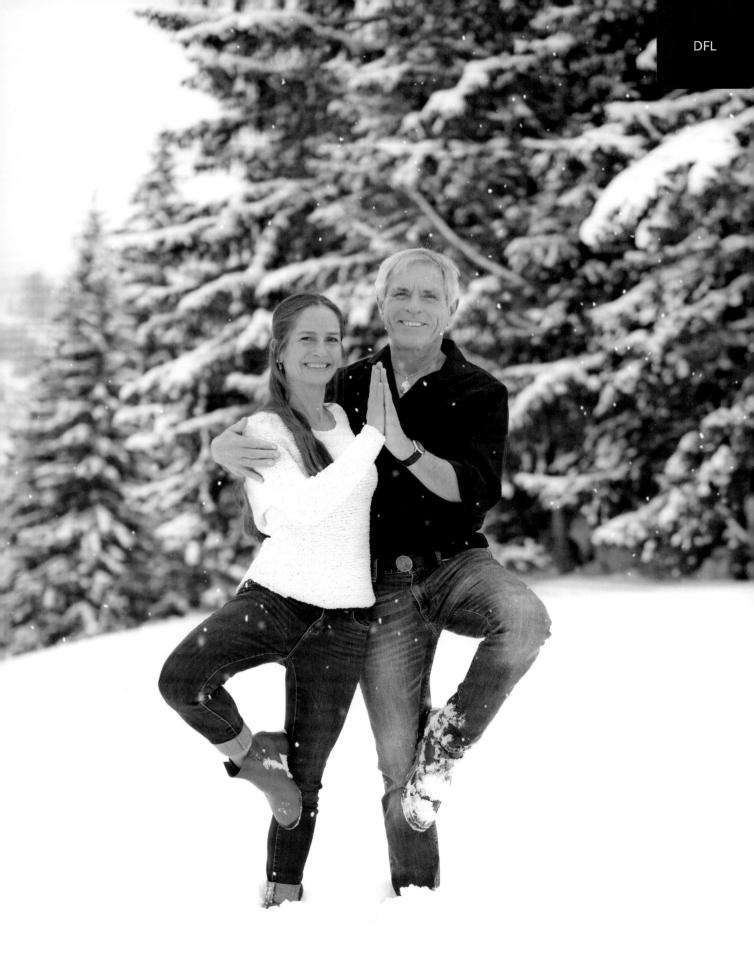

认识解剖结构

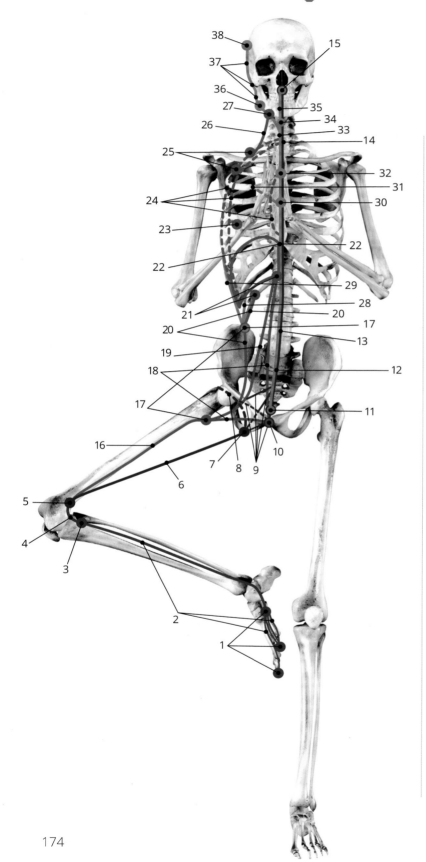

骨骼车站和肌筋膜经线

从足部到膝关节

1 足趾底面，跗骨

2 蹈长屈肌、趾长屈肌、胫骨后肌

    3 胫骨与腓骨的后上侧

4 腘肌筋膜、膝关节囊

大腿后内侧到颈部和头部前侧

    5 股骨内上髁、股骨粗线

6 后侧肌间隔，大收肌（包括小收肌）

    7 坐骨支

8 闭孔内肌

9 盆底肌：骨盆膈（尾骨肌、耻骨尾骨肌、髂骨尾骨肌），泌尿生殖膈（会阴深横肌、会阴浅横肌、球海绵体肌、坐骨海绵体肌），肛门外括约肌

    10 耻骨

    11 尾骨、骶骨前侧

12 骶前筋膜，前纵韧带

    13 脊柱椎体

14 脊柱前筋膜、颈长肌、头长肌

    15 枕骨底部

中心：主要的肌筋膜核心

前深线被视为全身的肌筋膜核心。嵌入其中的是中央核心，也就是我们称之为"中心"的整合性肌筋膜系统。这个"中心"所包含的肌筋膜结构对于腰椎－骨盆的动态稳定和器官健康非常重要。

- 盆底
- 腹横肌
- 胸腰筋膜（深层和中层）
- 多裂肌
- 膈肌

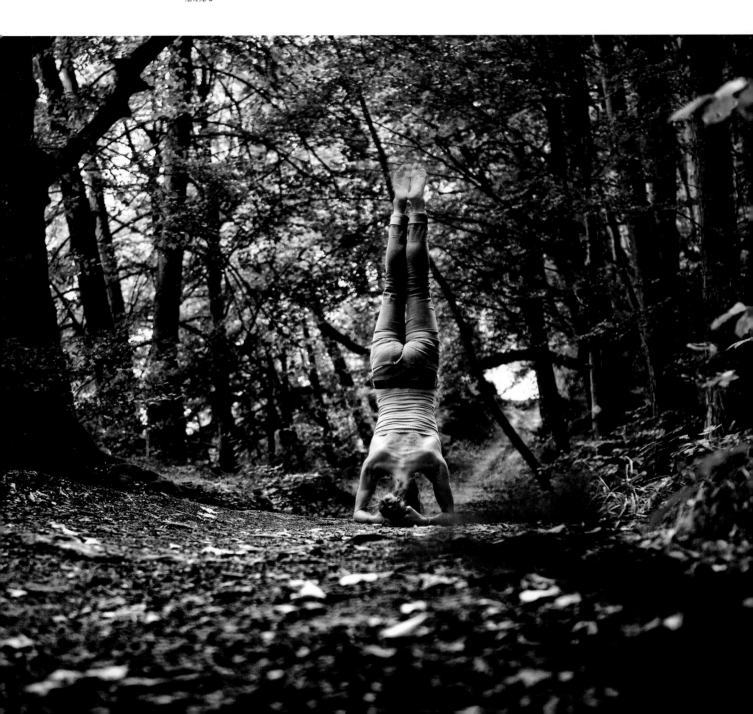

学习姿势和运动功能

作为全身性的肌筋膜核心，前深线是姿势导向的经线。然而，它也丰富了我们的本体感觉功能，并为日常活动，如行走带来了轻快和舒适。作为肌筋膜经络系统中的主要核心连接器和动态稳定肌，前深线还为其他经线的最佳运动功能奠定了基础。

前深线具有多种功能，包括（但不限于）以下功能。

大腿后内侧到颈部和头部前侧

1. 姆长屈肌、趾长屈肌、胫骨后肌：	足部动态稳定 足趾屈曲 足趾伸展时承重（步行周期中的承重期） 踝跖屈 足趾和踝关节弹性 感觉反馈
2. 腘肌：	膝关节动态稳定
3. 大收肌：	骨盆动态稳定 髋内收，减缓髋外展 髋伸展 参与髋外旋
4. 闭孔内肌：	髋部的动态稳定 髋外旋和髋伸展 参与髋外展
5. 盆底肌：	骶髂关节动态稳定 腰椎–骨盆动态稳定 支撑器官 感觉反馈
6. 前纵韧带：	脊柱动态稳定
7. 颈长肌和头长肌：	头部和颈部动态稳定 头部和颈部屈曲，减缓头部和颈部伸展 参与头和颈部的侧屈和旋转

大腿前内侧到骨盆、胸廓和颈部

8. 长收肌和短收肌：	髋部动态稳定 髋内收 髋屈曲 参与髋外旋
9. 耻骨肌：	髋内收 髋屈曲 参与髋外旋和内旋
10. 腰小肌：	参与脊柱屈曲
11. 腰大肌：	髋屈曲 参与腰椎动态稳定 参与腰椎伸展和侧屈（屈曲、旋转） 提供髋前侧弹性
12. 髂肌：	髋屈曲 髋前侧弹性
13. 腰方肌：	肋骨动态稳定和支持呼吸 腰椎 – 骨盆动态稳定 参与腰椎伸展和侧屈
14. 膈肌：	呼吸 腰椎 – 骨盆动态稳定 感觉反馈
15. 壁胸膜、纵隔、心包：	胸廓动态稳定 心脏动力和保护 感觉反馈
16. 斜角肌：	颈部屈曲、侧屈和旋转 支持呼吸 感觉反馈

骨盆到胸廓、喉、下颌和头部

17. 胸腰筋膜：	腰椎 – 骨盆动态稳定 感觉反馈
18. 腹横肌：	腰椎 – 骨盆动态稳定
19. 胸横肌：	支持呼吸
20. 舌骨下肌和舌骨上肌：	舌骨动态稳定 咀嚼和吞咽 声音调节 感觉反馈
21. 咬肌、颞肌、翼内肌和 翼外肌：	下颌动态稳定 咀嚼 感觉反馈

专属的运动功能

　　前深线主要由姿势导向的局部肌肉组成。因为这条线上许多肌肉的功能本身就互相平衡，因此前深线是非常出色的全身性动态稳定系统。但若要深入了解其各条线之间的功能关系，我们必须理解大多数前深线的动作也会通过表层的全身性经线表现出来。这些表层的肌筋膜经线能很好地执行动作并且充满了活力。它们的影响力可以轻易地抑制住前深线更细微的活动。虽说如此，前深线还是有自己专属动作。

1. 髋内收和减缓髋外展
2. 单纯的颈部屈曲和减缓颈部伸展
3. 咀嚼和吞咽

　　另外值得一提的是只要我们活着，你我每天都会执行大约 20 000 次的动作：

4. 呼吸

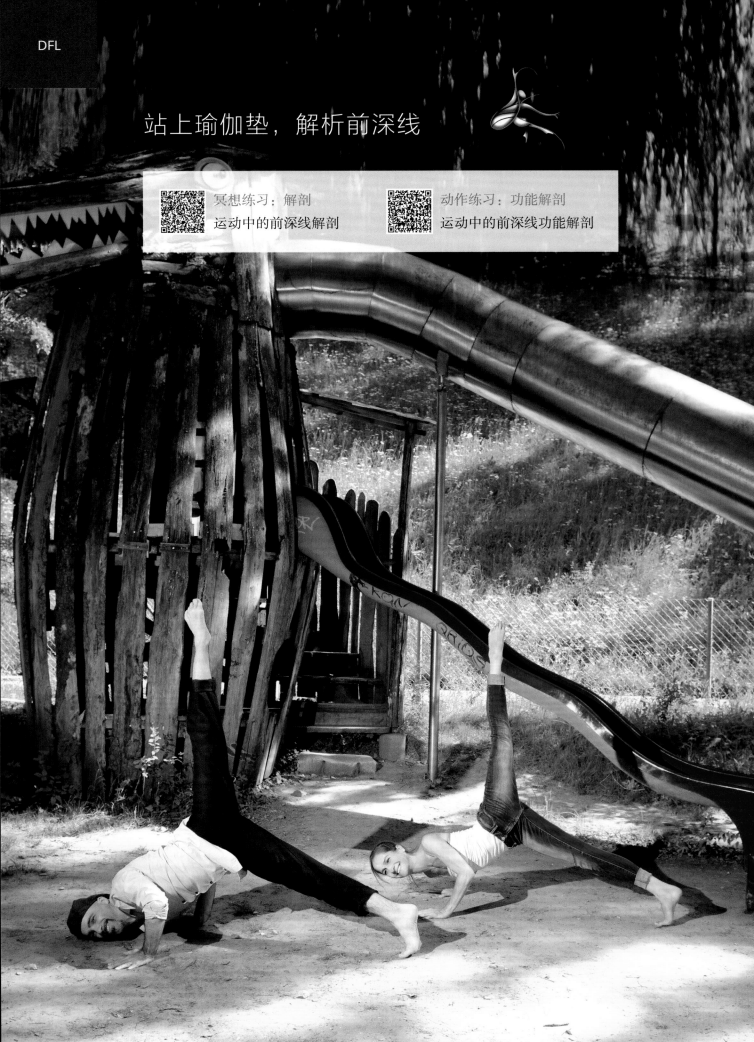

站上瑜伽垫，解析前深线

冥想练习：解剖
运动中的前深线解剖

动作练习：功能解剖
运动中的前深线功能解剖

肌筋膜解剖详解

前深线的所有肌肉和筋膜都有结构性连接，使之成为一个整体并具有全身性的响应能力。

足部到膝后侧

蹬长屈肌、趾长屈肌、胫骨后肌和腘肌组成了小腿的胫后深间隔。它们也被称作为小腿深层的屈肌。

足趾底面、足底跖骨·**蹬长屈肌、趾长屈肌**、胫骨后肌·胫骨和腓骨·腘肌·膝关节囊

蹬长屈肌富有弹性的肌腱附着在蹬趾底部，从那里它沿着足底延伸并穿过足弓，绕过内踝后进入小腿深处，向上连接到腓骨上 1/3。

趾长屈肌 4 条纤细的肌腱附着在第 2、第 3、第 4 和第 5 趾尖。这些肌腱在中足部融合为一条，然后穿过足弓并在这里与蹬长屈肌腱交叉。趾长屈肌在小腿处沿着胫骨的后表面向上延伸。

在日常生活中，趾长屈肌会在我们步行中发挥作用。它的一个关键作用是在足趾伸展时（步行周期中的承重期）承受重量。此外，它们还有助于跖屈和减缓背屈，同时支持内侧纵弓的上提和适应性。在这些动作中，足底方肌也会提供协助。借助其长而有弹性的肌腱，蹬长屈肌是我们步行中向前推进时的一个重要的动力贡献者。托马斯诙谐并准确地称之为"蹬屈前进肌"。

在垫上练习中，我们经常靠足趾抓地保持平衡，以加强趾长屈肌群承重能力。保持筋膜单元的柔韧性和蹬长屈肌的弹性是练习时优先考虑的事项之一。

筋膜运动特性

抗拉强度·肌肉协作·适应性·滑动性·弹性·动觉

机车库：足部

 后表线·前表线·体侧线·螺旋线·前深线

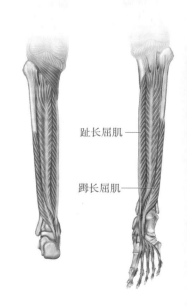

趾长屈肌

蹬长屈肌

足趾底面，跗骨·跗长屈肌，趾长屈肌，**胫骨后肌**·胫骨和腓骨·腘肌·膝关节囊

胫骨后肌从足中部深处开始，向后绕过内踝再向上延伸。更具体地说，它从第2、第3和第4趾骨底部至距骨以及骰骨、足舟骨和楔骨，再到骨间膜（胫骨和腓骨之间的筋膜壁），一直向上延伸到胫骨近端。在小腿后侧，它被表层的小腿肌群（比目鱼肌和腓肠肌）所覆盖。

胫骨后肌与其协作的伙伴趾长屈肌一起为足弓提供弹性，并有助于跖屈和为背屈减速。在我们行走、奔跑或站立时，胫骨后肌和腓骨长肌（体侧线）一起动态地稳定着踝关节。

除了要具备足够的力量之外，胫骨后肌的柔韧性也是一个重要的训练考量。胫骨后肌可能是一个潜在的紧张来源，在踝背屈时总会顽固抵抗被适当拉长。

筋膜运动特性

抗拉强度·肌肉协作·适应性·滑动性

机车库：足部

 后表线·前表线·体侧线·螺旋线·前深线

姆长屈肌，趾长屈肌，胫骨后肌·胫骨和腓骨·**腘肌**·膝关节囊·股骨内上髁、股骨粗线

膝关节后方是小而关键的腘肌，其坚固的筋膜连接了小腿和大腿的肌筋膜轨道。腘肌斜穿过膝关节，从胫骨的上半部延伸到股骨外侧髁。

腘肌在功能上是膝关节动态稳定的关键。在膝关节完全伸展的情况下，它会在站立和行走时"解锁"膝关节。从感官角度来说，它可能是一个"盲点"，在动觉上就像一个不存在的肌筋膜结构。因此，唤醒它的本体感觉是练习的重点。

筋膜运动特性

抗拉强度·肌肉协作·力量传递·动觉

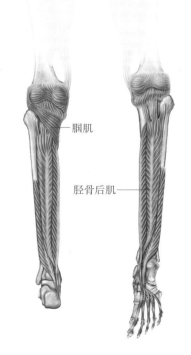

腘肌

胫骨后肌

大腿后内侧到颈部和头部前侧

股骨内上髁、股骨粗线·后侧肌间隔·**大收肌**·坐骨支·闭孔内肌·盆底肌

　　大收肌是名副其实的大腿内侧间隔中最强壮的肌肉，也是内收肌群中唯一可以转换为伸肌的肌肉。大收肌从膝关节内侧和股骨粗线开始，一直延伸至骨盆，并附着在骨盆底部，即坐骨支和耻骨下支。小收肌则位于大收肌的前上方。

　　大收肌是肌筋膜单元上的一个强大动力源。在肌肉功能方面，它除了作为髋关节内收肌和伸肌，也有助于髋外旋。从筋膜角度来看，由于具有稳定功能并通过大收肌筋膜起作用，大收肌的抗拉强度和力传递能力值得关注。大收肌也是下肢与骨盆底连接的通路。在行走和奔跑时，大收肌将骨盆动态地稳定在股骨上，辅助行走和奔跑的同时也减轻了深层外旋肌和腘绳肌的负担。

　　从肌肉和筋膜的角度来看，大收肌的训练应着重于多样性。

筋膜运动特性

　　抗拉强度·肌肉协作·力传递·适应性·多维度性·流动性·滑动性·弹性·动觉

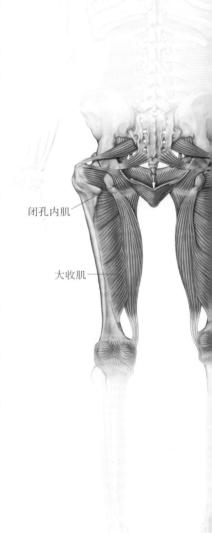

闭孔内肌

大收肌

大收肌·坐骨支·**闭孔内肌**·盆底肌·耻骨·尾骨、骶骨

　　闭孔内肌在筋膜上与大收肌相连，它位于臀部的深层，从股骨大转子的内侧延伸到位于骨盆下部圆形开口的闭孔。它能使髋关节外旋，辅助髋的外展，并动态地稳定骨盆。闭孔内肌经过弓状线与盆底肌筋膜紧密相连，并作为大收肌和骨盆隔膜之间力传递的纽带。

　　尽管闭孔内肌被单独赋予了重要性，但功能上，在处理前深线时，其他5块深层旋转肌也需要被考虑在内，它们是梨状肌、上孖肌、下孖肌、闭孔外肌和股方肌。

　　我们垫上练习的目标是保持深层外旋肌的多维度灵活和力量。

筋膜运动特性

　　抗拉强度·肌肉协作·力传递·适应性·多维度性·流动性·滑动性·张力调节·伸展性·动觉

大收肌·坐骨支·闭孔内肌·**骨盆底：盆膈、泌尿生殖膈、肛门外括约肌**·耻骨·尾骨、骶骨·骶前筋膜、前纵韧带

高水平动觉的骨盆底源于小骨盆内复杂的多层肌筋膜结构，从概念上来说可被分成三层。

深层：	盆膈（尾骨肌、耻骨尾骨肌、髂骨尾骨肌）
中层：	泌尿生殖膈（会阴深横肌、会阴浅横肌）
表层：	肛门外括约肌（会阴）、球海绵体肌、坐骨海绵体肌

闭孔内肌直接与盆膈相连。然而，请切记盆膈内的肌肉和筋膜总是相互作用的。我们会在练习中强调泌尿生殖膈肌的功能（会阴的一部分），而肛门外括约肌（尽管也是会阴的一部分）也是非重点考量的部分。

多维度的骨盆底具有多种功能，如（但不限于）骶髂关节的动态稳定、排便控制、器官支撑和感官愉悦等。通过形成"中央肌筋膜"的肌筋膜基础，骨盆底也在腰椎－骨盆动态稳定中起到关键作用。

作为中央机车库，骨盆底从周围接收力量。足部、腿、躯干、头和手臂的动作都会影响骨盆底。反之，骨盆底所发生的任何变化也都会对周围结构产生或大或小的改变。

骨盆底在垫上练习中的参与度非常高。从肌肉角度来看，细微的激活相关肌肉并结合有意识的放松是我们肌肉训练的重点之一。从筋膜角度来看，我们在局部促进的、从外向内的抗拉强度和适应性也非常重要。同理可推，在动觉层面，需要训练如何使用骨盆底，并感受到它的强大。

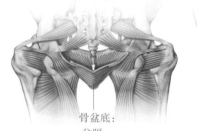

骨盆底：
盆膈、
泌尿生殖膈、
肛门外括约肌

筋膜运动特性

抗拉强度·肌肉协作·力传递·适应性·多维度性·伸展性·张力调节·动觉·神奇奥妙

机车库：骨盆内侧

 前深线···（后表线·前表线·体侧线·螺旋线·后功能线·前功能线·同侧功能线）

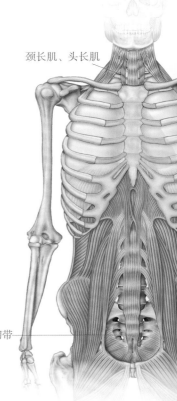

颈长肌、头长肌

骨盆底·耻骨·尾骨、骶骨·**骶前筋膜、前纵韧带**·脊柱椎体

骶前筋膜覆盖在骶骨的前侧，与前纵韧带相连。前纵韧带纵向穿越整个脊柱前侧，是一条非常坚固的筋膜带，其坚韧的纤维与椎体和椎间盘紧密相连。

前纵韧带发挥稳定作用的同时，控制着脊柱伸展的角度。

筋膜运动特性

抗拉强度·力传递·动觉

骶前筋膜、前纵韧带——

骶前筋膜、前纵韧带·脊柱椎体·**脊柱前筋膜、颈长肌、头长肌**·枕骨基底部

紧贴在椎前筋膜（深层颈椎筋膜）下方的是头长肌和颈长肌。从下颈椎开始，头长肌向上延伸，连接到耳下的枕骨基底部。而就在其下方，细长的颈长肌在颈部前侧展开，从上胸椎延伸到寰椎。

尽管头长肌和颈长肌有使头颈向对侧屈和旋转的功能，但它们最主要的功能是头部和颈部的屈曲和动态稳定。

在垫上，我们通过低负荷的点头动作（尽量避免胸锁乳突肌的参与）来强化深层颈屈肌。为了保持肌肉良好的对位对线，我们在整个练习过程中都要注意头部在脊柱上的位置。

筋膜运动特性

抗拉强度·肌肉协作·适应性·动觉

大腿前内侧到骨盆、胸廓和颈部

股骨粗线·内侧肌间隔·长收肌、短收肌·耻骨·骨盆底

　　长收肌和短收肌位于大腿的内侧区域。这两块肌肉都从股骨粗线延伸到耻骨，它们的筋膜与骨盆底筋膜和腹直肌鞘相连。

　　名副其实，这两块肌肉能让髋关节内收，然而更重要的是，在我们迈出每一步时，这些内收肌在髋屈曲时减缓了髋外展髋前屈肌所产生的张力。髋外旋也在它们的功能范围内。连同大收肌一起，长收肌和短收肌在髋关节动态稳定中扮演着关键角色。想象一下，这三块肌肉就像是三条牢固地将骨盆固定在股骨上的绳索：具有伸展作用的内收肌（大收肌）从后方提供稳定，而具有屈曲作用的内收肌（长收肌和短收肌）从前方提供稳定。

　　尽管西方化的日常运动不常动用内收肌群，但强调其抗拉强度、适应性、弹性和动觉的练习，不管在垫上还是垫下练习内收肌群的上述能力都具有极高的价值。同样重要的是要确保所有的内收肌（大收肌、长收肌、短收肌、耻骨肌和股薄肌）以及其他相邻肌肉之间有足够的滑动。

筋膜运动特性

　　抗拉强度·肌肉协作·力传递·适应性·多维度性·流动性·滑动性·弹性·动觉

股骨粗线·耻骨·耻骨肌、腰小肌·第 12 胸椎和腰椎椎体·膈肌

　　紧贴在短收肌旁的是耻骨肌。耻骨肌从股骨粗线开始延伸至耻骨，与腰小肌筋膜相连接。腰小肌是一条细长的肌肉（或筋膜带），向上延伸到胸椎和膈肌底部。

　　耻骨肌有着明确的功能，包括髋关节内收、屈曲和为伸展、外旋和内旋减速，以及保持骨盆在股骨上的动态稳定，但腰小肌的作用却难以捉摸。因为腰小肌在每个人的身上并不都是以肌肉的方式存在（译者注：部分人没有腰小肌）。如果你有腰小肌，它有微弱屈曲脊柱的作用。

　　耻骨肌通常都容易紧绷，可以在练习中进行渐进地收缩和放松来获得改善。

　　耻骨肌－腰小肌这条肌筋膜是连接双腿与脊柱、步行与呼吸的三条肌筋膜轨道之一。它被视作内侧轨道。

筋膜运动特性

　　肌肉协作·力传递·适应性·多维度性·伸展性·动觉

机车库：腹股沟

前表线·体侧线·螺旋线·前功能线·同侧功能线·前深线

腰小肌

耻骨肌

短收肌

长收肌

股骨小转子·**腰大肌**·第 12 胸椎和腰椎椎体·膈肌

腰大肌位于前深线的中央，通常被认为功能较强大，有时被认为不可触及。无论是哪种想法，与腰大肌保持动觉联系绝对是有益的。腰大肌附着在股骨小转子深处，穿过耻骨，然后再次深入连接到腰椎和最低位胸椎，并在此与膈肌相连。

腰大肌这个多才多艺的肌肉能够屈曲髋关节并在髋关节伸展时产生张力。但我们有时会忽视它最重要的功能，也就是对脊柱的三维影响。在单侧运动时，腰大肌有助于脊柱产生侧屈，还可以锁住腰椎的旋转（非理想状况）。在双侧运动时，这两块肌肉有能力通过向前拉动椎体来增加腰椎曲度（同样是非理想状况）。当腰大肌保持良好的平衡时，下部和上部纤维可以通过协同工作动态稳定腰椎（理想状况）。

在垫上，我们会经常通过肌筋膜延展、强化和放松腰大肌来加强其作为髋屈肌的能力；如果是针对脊柱的练习，则会侧重放松和舒展动作。有意识地（重新）让筋膜补水，尤其是对腰大肌的下部很有帮助。因为腰大肌对位对线、肌张力和筋膜张力程度可能存在"动觉紊乱"，本体感觉的精细化和内在感受的清晰度对于持续的动态平衡最重要。最后值得一提的是，保持腰大肌与邻近肌肉之间顺畅的滑动，也是我们练习的目标。

腰大肌被认为是连接双腿与脊柱、步行与呼吸的三个肌筋膜轨道中的中间轨道。

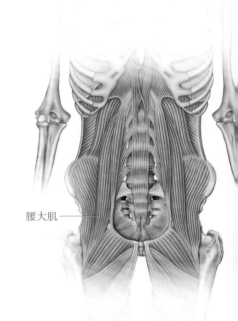

腰大肌

筋膜运动特性

抗拉强度·肌肉协作·适应性·多维度性·流动性·滑动性·张力调节·动觉

机车库：腹股沟

前表线·体侧线·螺旋线·前功能线·同侧功能线·前深线

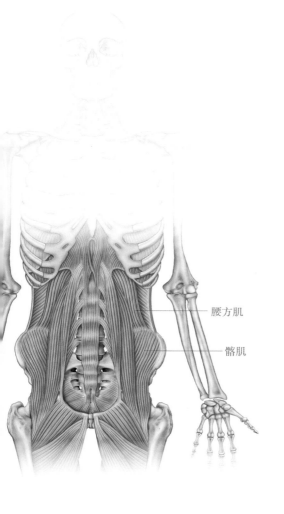

腰方肌

髂肌

股骨小转子·髂嵴·**髂肌、腰方肌**·腰椎横突、下端肋骨·膈肌

  强大的髂肌附着于大腿内侧的股骨小转子，一直延伸到髋骨内侧，在髂窝内展开。在髂嵴处，它与腰方肌相遇。腰方肌是腹壁后部的肌肉，连接着腰椎、第 12 肋和膈肌。

  相对于髂肌明确的屈髋功能，腰方肌的动作则要更为复杂。在单侧收缩时，它通过下拉肋骨或上提髋部使脊柱产生侧屈动作，它还可以使胸廓和脊柱产生轻微旋转。在双侧收缩时，通过下拉胸廓或前倾骨盆，腰方肌使腰椎曲度增加。在理想情况下，它有助于腰椎骨盆区域的动态稳定，并在呼吸过程中适应性形变从而稳定最下肋。

  坦白地说，在练习中我们并不需要给予额外的关注，就能训练或者保持髂肌的力量。我们更关注的是为筋膜带来放松和流动性。这些特质在腰方肌中也值得发展。由于这块肌肉被隐藏在腰内部，并被强大的肌肉所覆盖，一般很难触及。实证证明，通过大幅度的侧屈和脊柱的旋转动作，我们可以成功地触及这个深层的肌筋膜单元。随着时间的推移，我们会更容易察觉腰方肌深厚的力量和更大的自由度，以及其周围的流动性。

  髂肌 – 腰方肌复合体是连接双腿与脊柱、步行与呼吸的三条肌筋膜轨道中的外侧轨道。

筋膜运动特性

  抗拉强度·肌肉协作·力传递·适应性·多维度性·流动性·滑动性·动觉

机车库：腹股沟

 前表线·体侧线·螺旋线·前功能线·同侧功能线·前深线

腰小肌·腰大肌·腰方肌·腰椎椎体、下肋·**膈肌脚、膈肌、**
中央腱·胸腔·**壁胸膜**、纵隔、心包

膈肌就像一顶从膈肌脚到肋骨底部的肌筋膜降落伞，其中央腱将
胸腔和腹腔分隔开来。作为主要的主动呼吸肌，膈肌与肺密切合作，
是身体、心理甚至情感活力的主要来源。它与上方的心脏以及下方的
肝脏、胃和脾脏的密切关系恰恰强调了这一点。在腹腔部，膈肌与腰
方肌、腰大肌、腰小肌和横腹肌有着筋膜和功能上的连接。膈肌也是
核心的一部分，是调节腹内压和腰椎 – 骨盆动态稳定的关键之一。

对呼吸的自我觉察和有意使用特定的呼吸模式是练习中常常不可
或缺的一部分。

筋膜运动特性

   抗拉强度·适应性·多维度性·弹性·张力调节·动觉·神奇
奥妙

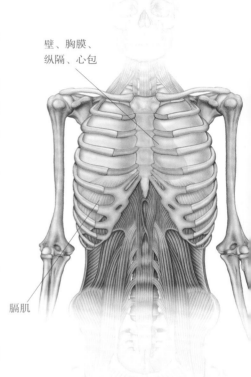

壁、胸膜、
纵隔、心包

膈肌

下肋·膈肌·胸腔·**壁胸膜、纵隔、心包**·第 1 和第 2 肋·斜
角肌群·颈椎横突

壁胸膜包裹在肺外侧，位于胸廓内侧、纵隔的外侧以及膈肌的上
方。纵隔沿着胸腔中心线形成了脏器区，从膈肌向上延伸至最顶端的
肋骨环。它包裹着许多重要的器官以及血管和神经结构，如心脏、食
道、气管、颈动脉、上腔静脉和迷走神经等。心包同样也对身体的健
康非常重要，它为心脏提供筋膜保护。

通过扩大呼吸空间和多样化的动作来保持这些筋膜结构的活力，
对于维持全身健康和身体功能至关重要。

筋膜运动特性

   抗拉强度·适应性·多维度性·滑动性·弹性·张力调节·动
觉·神奇奥妙

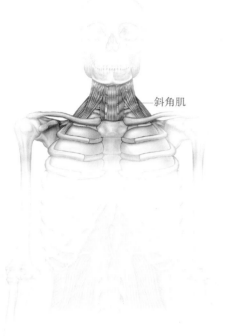

斜角肌

下肋·膈肌·胸腔·壁胸膜、纵隔、心包·第1和第2肋·**斜角肌群**·颈椎横突

从第1和第2肋开始，前、中、后斜角肌一路向上延伸至颈椎的横突。当两侧的前斜角肌共同发力时可使颈部屈曲。三合一的组合（前、中、后斜角肌）在单侧发力时，会将颈部同侧曲。前斜角肌有助于使颈部向对侧旋转。在进行深呼吸时，这些强健的肌肉能够上提最上端的两根肋骨，为我们提供呼吸空间。

易于变得高度紧张的斜角肌经常受益于其他颈部肌肉提供的功能支持，可以经常卸掉负荷和减缓紧张。

筋膜运动特性

肌肉协作·适应性·多维度性·流动性·滑动性·张力调节·动觉

骨盆到胸廓、咽喉咙、下颌和头部

腰椎和胸椎横突·髂嵴·**腰方肌**·**胸腰筋膜**·**腹横肌**·膈肌·下肋软骨后表面

从髂嵴向上延伸至下肋，腰方肌的前面紧贴在腰大肌的背面。腰方肌是一块具有明显内感受特征的肌肉。它在腰线深处，腹腔的后侧，较难被发现，如果被忽视，腰方肌会变得僵硬而紧张，难以通过运动、呼吸或其他方式被使用。如果照顾妥善，腰方肌与斜角肌共同协作成为胸廓上下充满适应性的肌筋膜悬吊带。在这两组肌筋膜悬吊带之间，肋骨可以自由地扩张和收缩。

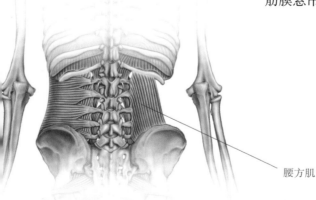

腰方肌

胸腰筋膜的深层（前部）和中层像是环绕腰部的弹力束腰。与其最内层相连的是腰方肌、腹横肌和腰大肌。深层的腹横肌也和胸腰筋膜的中层交织。通过它们的抗拉强度将力从身体前侧传递到后侧，这两套束腰对腰椎-骨盆区域的动态稳定作用明显，因此有助于骨盆和背部的健康。

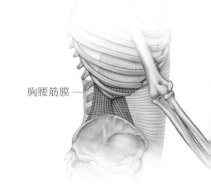

胸腰筋膜

宽广的腹横肌从耻骨和前 2/3 的髂嵴一直延伸到胸廓内侧，直至第 7 肋。在身体前侧，腹横肌的筋膜成为多层腹直肌鞘的一部分；在身体后侧，腹横肌深入胸腰筋膜。除了通过适应性稳定骨盆和下背外，腹横肌还有助于动态调节腹内压力，这对于维持内脏器官的重要空间非常重要。更重要的是，腹横肌从内侧温和地闭合下肋，使胸廓能够顺应呼吸的起伏。

在练习中，专注于有意识地激活腹横肌，同时尽量保持其他腹部肌肉的静止，这在利用胸腰筋膜来动态稳定腰椎-骨盆排列方面非常成功。也正因如此，多维度的脊柱运动对于保持胸腰筋膜组织有序、足够强健和滑动顺畅至关重要。

筋膜运动特性

抗拉强度・肌肉协作・力传递・适应性・多维度性・流动性・滑动性・弹性・张力调节・动觉・神奇奥妙

机车库：腹部

前表线・体侧线・螺旋线・前功能线・同侧功能线・臂前表线・前深线…（后表线・后功能线）

机车库：下背部

后表线・螺旋线・后功能线・同侧功能线・臂前表线・前深线…（前表线・体侧线・前功能线・臂前深线・臂后表线・臂后深线）

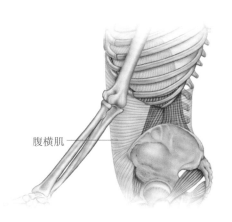

腹横肌

191

腹横肌·膈肌·下肋软骨和胸骨后侧面·**胸内筋膜·胸横肌**·胸骨柄后侧·舌骨下肌

　　从胸廓内侧向上延伸，我们会遇到胸内筋膜，它位于壁胸膜和胸部肌肉之间。这里的胸部肌肉包括肋间外肌、肋间内肌和最内层的肋间肌，以及肋下肌和胸横肌。

　　胸横肌的最下端与腹横肌的最上端并排。就像一个星形的肌筋膜，胸横肌从胸骨背面一直延伸到下肋和中肋的内侧。在用力呼气时，它能够闭合肋骨，减小胸廓的前后径。在吸气过程中，它能够伸展并让呼吸顺畅同时扩张胸腔深度。为肩膀和头部的整体性提供支撑。

　　透过广大呼吸空间和多维度的胸廓运动，我们可以在垫上和垫下练习中保持胸内筋膜和胸横肌的柔韧性。

筋膜运动特性

　　肌肉协作·适应性·多维度性·滑动性·伸展性·张力调节·动觉

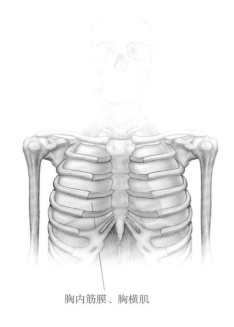

胸内筋膜、胸横肌

胸内筋膜、胸横肌·胸骨柄后侧·**气管前筋膜、舌骨下肌**·舌骨·**舌骨上肌**·下颌骨·咬肌、颞肌、翼内肌、翼外肌·颞骨

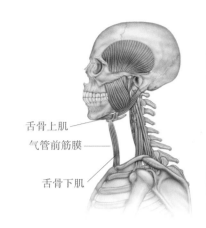

舌骨上肌
气管前筋膜
舌骨下肌

气管前筋膜位于胸内筋膜浅层（更接近表面），两者都属于颈部深筋膜。而位于咽喉部位、嵌入气管前筋膜的是4块舌骨下肌：肩胛舌骨肌、胸骨舌骨肌、胸骨甲状肌和甲状舌骨肌。它们从肩胛骨、胸骨和咽喉延伸到舌骨。从舌骨向下颌骨延伸的是舌骨上肌，包括二腹肌、下颌舌骨肌、颏舌骨肌和茎突舌骨肌。

舌骨下肌和舌骨上肌会在吞咽时被激活。舌骨上肌除了形成口腔底部（下颌舌骨肌被视为口腔膈），在咀嚼和声音调节中也起重要作用。不仅如此，舌骨下肌和舌骨上肌之间的协作还能动态稳定舌骨。

自我察觉一下下颌是否舒适、舌是否平静、吞咽是否平顺以及声音的音调，这些不论垫上和垫下都是很重要的练习。轻柔地按摩下颌下方也是一种用动觉唤醒前深线的好方式。

筋膜运动特性

抗拉强度·肌肉协作·适应性·流动性·滑动性·张力调节·动觉

193

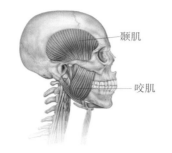

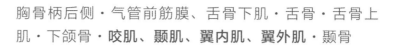

胸骨柄后侧·气管前筋膜、舌骨下肌·舌骨·舌骨上肌·下颌骨·**咬肌、颞肌、翼内肌、翼外肌**·颞骨

前深线的终点值得"细细品味"！位于下颌的外侧和内侧，咬肌、颞肌、翼内肌和翼外肌都属于咀嚼肌群。

咀嚼肌有助于下颌的动态稳定，同时这4块肌肉作为一个整体，还执行日常的咀嚼和吞咽动作。在你紧张时，它们会让你咬紧牙关。在做练习和日常生活中，觉察这些肌肉并促进平衡和放松是重要的练习目标。

既然提到口腔了，我们也不能忘记舌头。让舌头自在地从上腭"垂下"有助于呼吸道畅通和轻松实现下颌对位。

筋膜运动特性

肌肉协作·适应性·滑动性·动觉

机车库：头部

 后表线·前表线·体侧线·螺旋线·臂后表线·臂后深线·前深线

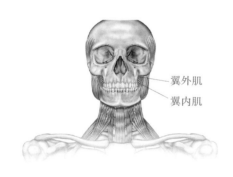

做得好，
奖励自己的时间到了！

从整体的角度认识彼此的关系

让我们扩大视野，从整体性和全身性肌筋膜核心的角度来观察前深线。

全身性内在张拉整体结构

前深线可被视为一个内在张拉整体，并与包裹它的表层肌筋膜经线张拉整体有紧密联系。这是一个具有张力特性且秩序井然的系统，一个连续的张拉网络与其中悬浮着的一些非连续性的压缩组件达成了动态平衡。在我们的身体中，这个连续的网络代表着筋膜系统，而不连续的组件则代表着骨骼。我们可以把肌肉想象成活跃的编织在组织中的张力放大器和调节器。在张拉整体中，存在全系统性的信息交流，意味着系统中的一个部位发生变化都会被其他部分感知并做出反应。

从张拉整体的角度来看，前深线的筋膜有足够的抗拉强度和适应性，配合上肌肉足够的力量、灵活性和反应性，可以在静止和动态环境中维持骨骼的最佳排列。当然，这需要神经系统的配合。这种张拉整体结构有助于人体保持从头到脚的动态稳定和反应能力。它还维持了内在的空间感，支撑内部器官的重要空间，平衡关节压力和动作的自由度。此外，前深线中的张力平衡是浅层肌筋膜经线发挥最佳功能的先决条件。

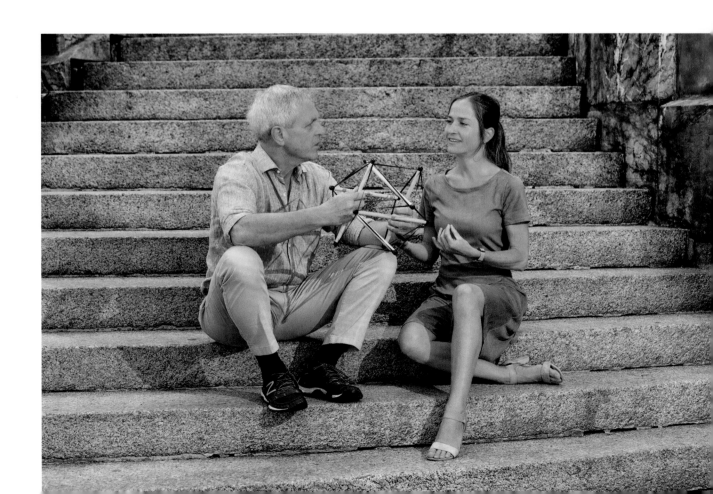

全身性肌筋膜核心

核心稳定性训练仍然常被视作一种单独的方式，尤其是在局部不稳定的情况下，我们很容易聚焦在受影响的区域。虽然说这种方式可能会带来短暂的进步，但这样的进步很难持续。毕竟，张拉整体中某一部位问题会影响系统的其余部分。如果系统的其他部分不合作或抵抗训练的变化，要维持局部进步的效果会很困难。通过认识到前深线的结构和功能联系，一个新的核心和核心稳定性训练的概念的其他部分出现了。这是一个承认并利用全身肌筋膜关系的概念。

尽管对于核心稳定性训练的重点或流程方面没有固定的规则，但核心（也称为中心）是一个强大的起点和持续运作的部位。从字面看，它是身体最中心的位置，是姿势和动作变化的关键之处。当在训练前深线的中央核心时，我们会有意识地观察其他肌筋膜经线中的活动、变化和感觉，并将其整合，以促进全身的功能。

内在整体感觉

前深线不仅确保了结构的稳定性，还能带来内在整体感和安全感。当我们在经历和整合内心世界转瞬即变的喜悦和挑战，以及外在世界的各种干扰时，上述这种内在轻松自如的体验是一种非常宝贵的身体情感资源。

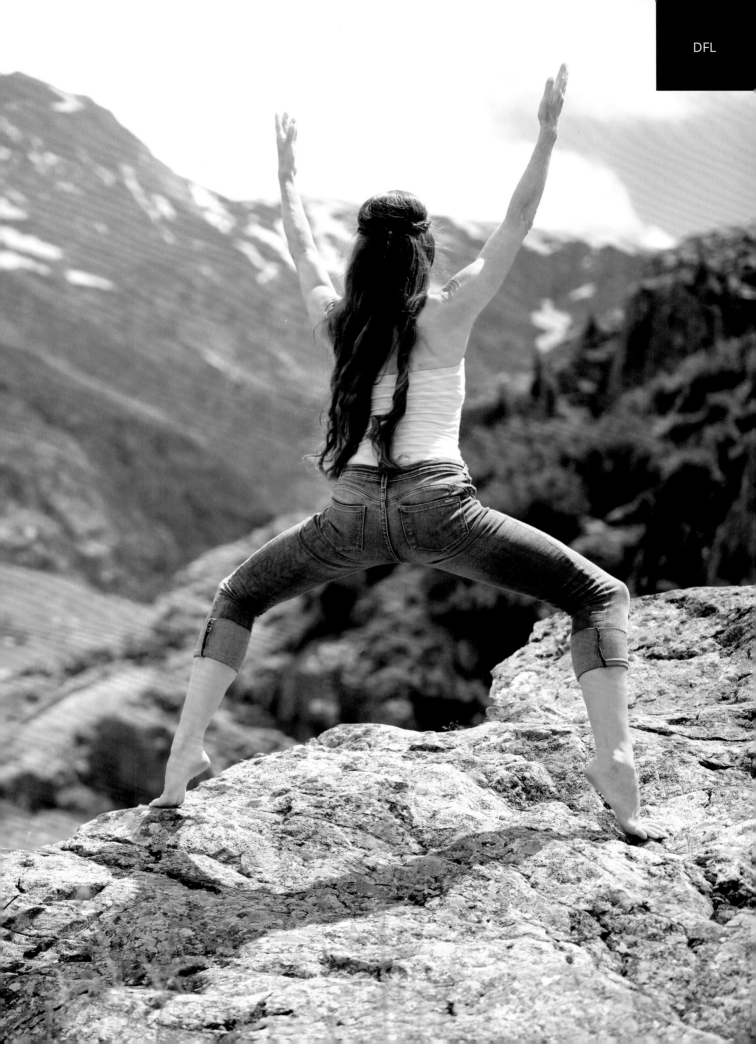

轻松行走

前深线以其对弹性能量的贡献以及作为主要的全身动态稳定器和呼吸调节器，为日常生活中最具功能性的活动之一——行走，增加了轻松感和效率，同时也增加了乐趣。一般来说，在步态方面，以下动作对应的肌筋膜结构尤其值得注意。

弹性蹬离：	姆长屈肌
足踝动态稳定：	胫骨后肌
膝关节动态稳定：	腘肌
骨盆－股骨动态稳定：	大收肌、闭孔内肌（后侧） 长收肌、短收肌、耻骨肌（前侧）
弹性髋屈曲：	髂肌、腰大肌、耻骨肌、短收肌、长收肌
髋关节动作－呼吸连接：	髂肌、腰方肌、膈肌（外侧肌筋膜轨道） 腰大肌、膈肌（中间肌筋膜轨道） 耻骨肌、腰小肌、膈肌（内侧肌筋膜轨道）
腰椎－骨盆动态稳定：	骨盆底、腹横肌、胸腰筋膜、膈肌
头部动态稳定：	颈长肌、头长肌

值得深思的科学小花絮

海蒂的分享：骨盆底激活和你的前深线

筋膜运动完全认同"解剖列车身体图"的看法，将骨盆及与之相连的盆底肌筋膜视为前深线的关键机车库。作为一个力量传递的中心枢纽，骨盆底接收来自全身的力量，并将力向全身分布。在实践中，我们会有意按照从内到外（核心到周围）和从外到内（从周围到核心）的顺序进行动作练习。

我们的前深线科学小花絮与2009年发表的一项研究相关，题为《踝关节位置对女性盆底肌收缩活动的影响》（*The Effect of Ankle Position on Pelvic Floor Muscle Contraction Activity in Women*）。这项研究表明，相较于双脚平放在地面，通过以不同程度的跖屈和背屈来改变踝关节的位置，能够增加骨盆底的活动。这意味着每当你行走或奔跑时，足部产生的动作都会改变核心活动。在垫上，无论是在日了畏（Relevé，半脚尖站立，舞蹈动作）中抬起足跟，在跪姿练习时动态地屈曲和伸直足底，还是在按摩器械上变换足的位置，我们都从外到内，直接影响了骨盆底的肌筋膜状态。

为了通过专注骨盆底练习来找到更有效的改善膀胱控制或尿失禁的方法，该研究评估了各种踝关节的位置（被动和主动）对骨盆底激活的影响。研究中有31名女性参与，并在进行盆底训练的同时，使用了8种不同的踝关节主动和被动的姿势。研究员在这些练习中利用肌电图监测她们盆底肌的活动。这些姿势包含各种强度的有支撑和无支撑的踝关节跖屈和背屈。此外，这8项练习中有2项包含了在主动背屈和跖屈时配合手臂高举过头的姿势。有趣的是，所有的踝关节姿势所引起的盆底肌活动都大于双脚平放在地面的情况（水平站立），主动姿势效果稍好于被动姿势。其中一个组合的效果尤佳——主动跖屈（Relevé）配合手臂高举过头。

研究结果显示主动踝关节活动除了激活骨盆底肌收缩外，也会共同激活其他肌肉，包含前深线的大收肌、长收肌和耻骨肌。体侧线的臀中肌和后功能线中主要的臀大肌也可能会有较高的激活。此外，主动的全身性动作会增加腹内压，可能会增强盆底肌和腹部肌肉的收缩。以上所有被提及的肌肉都与盆底肌有直接的筋膜连接。我们可以合理地假设，这些肌肉与盆底肌之间存在一个力传递的反馈回路。虽然该研究的确切机制需要更多的探讨，但它确实说明了通过结合骨盆底训练和主动的足部与手臂的动作，能够提升运动效率。

不论是科学研究的支持，或是经验所带来的鼓励，都显示我们在进行骨盆底的针对性训练时应该将整条前深线，事实上应该是全身都纳入考量。通过采取这种整体方法，我们可以提高核心稳定性训练和力量训练的成功率，以增强核心的爆发力，使身体更加轻松并具备坚韧的特质，让我们在各种情况下都能保持身体的功能性。

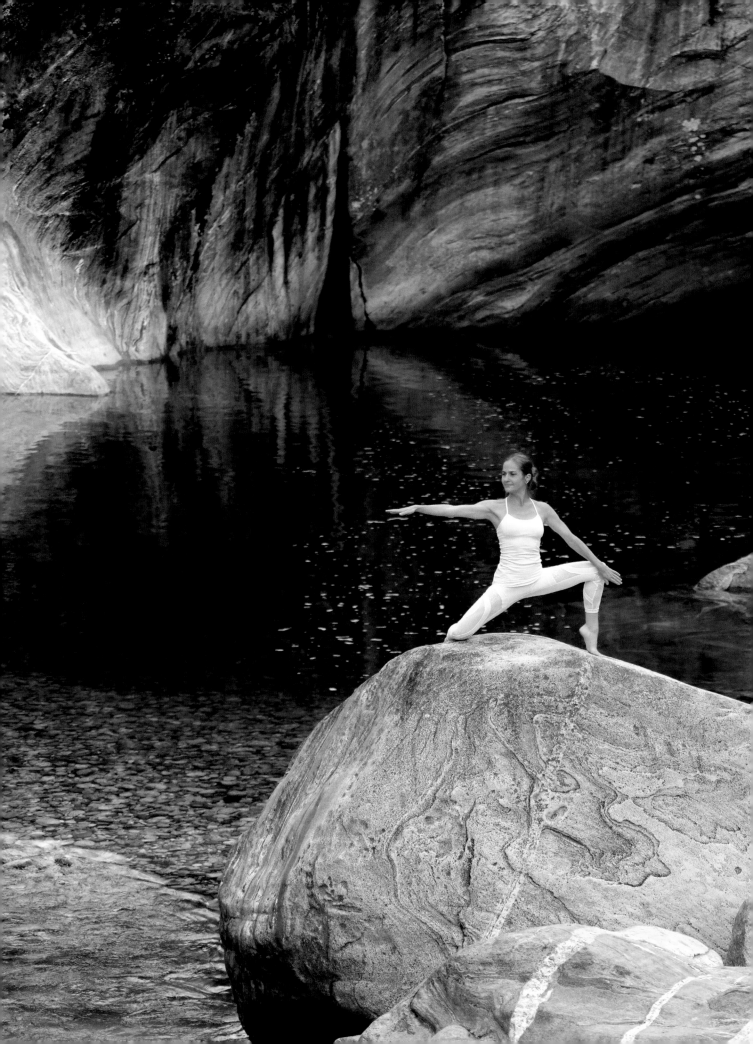

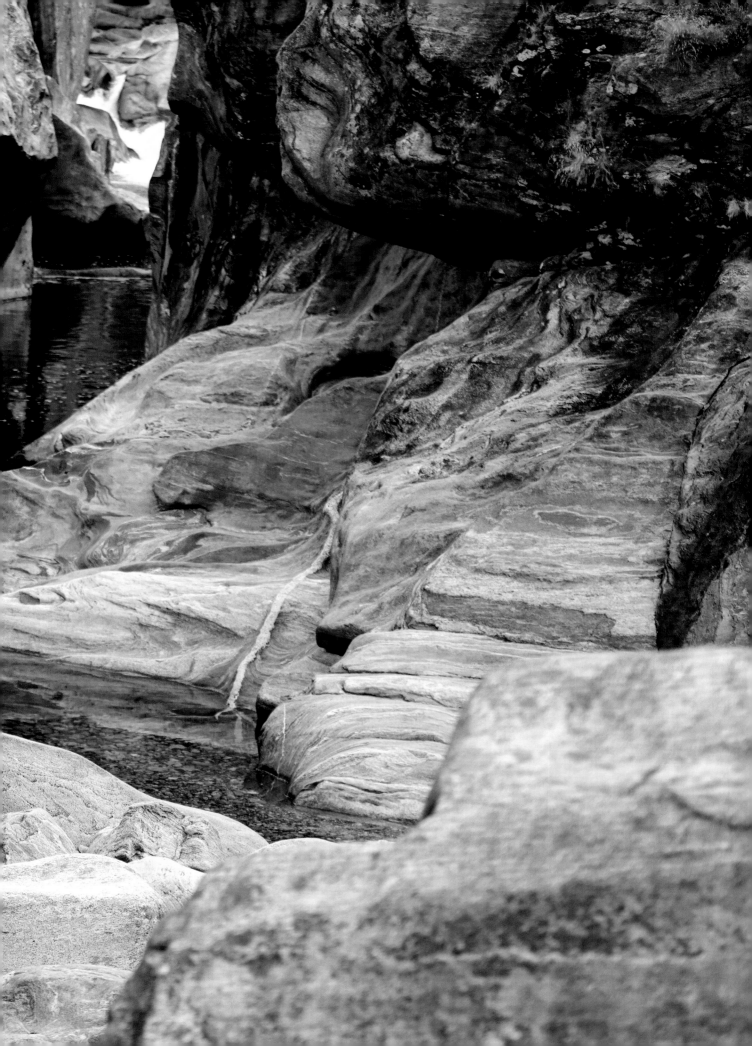

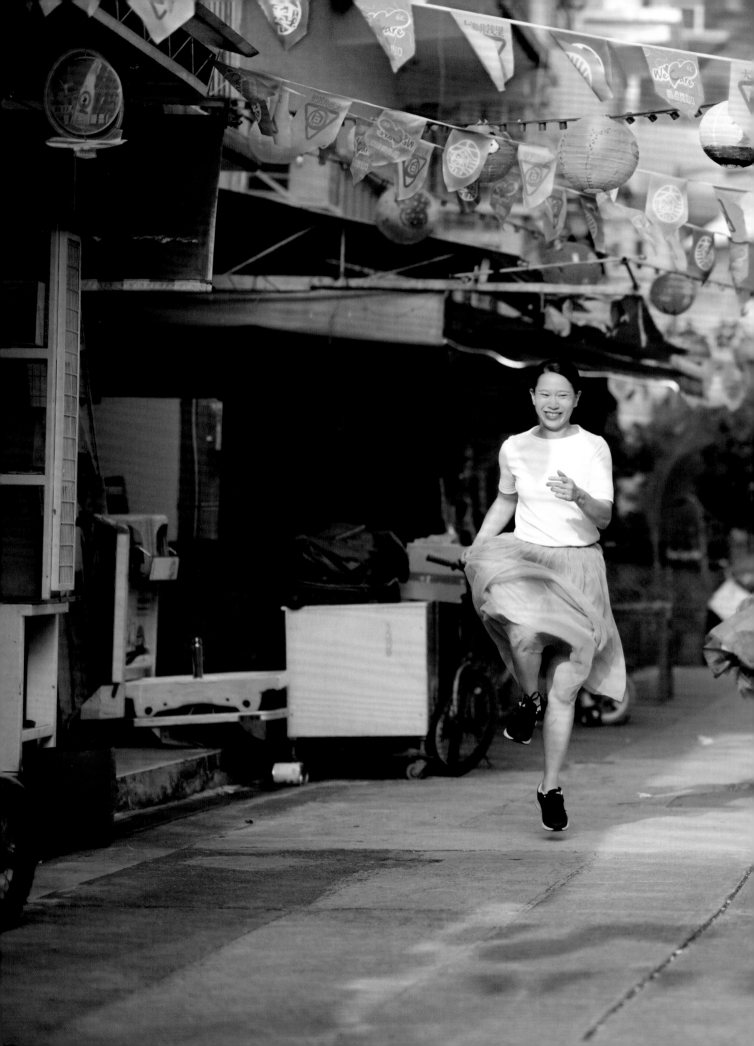

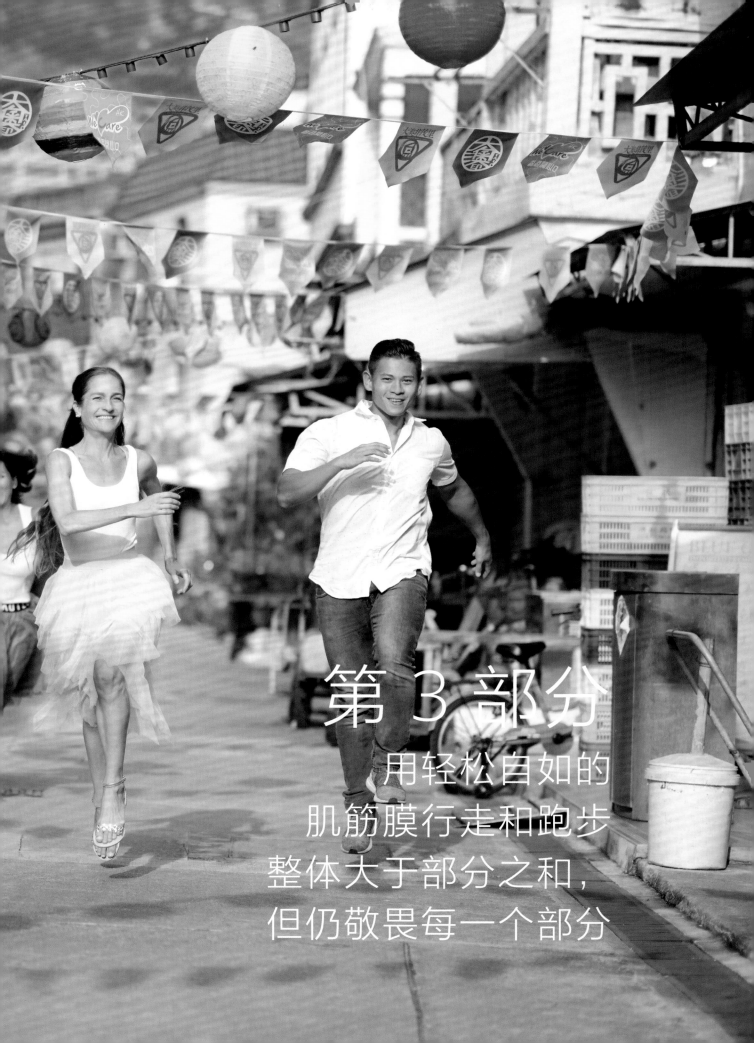

第 3 部分

用轻松自如的
肌筋膜行走和跑步
整体大于部分之和，
但仍敬畏每一个部分

用轻松自如的
肌筋膜行走和跑步

让我们将本书的内容与我们人类进化而来的两项活动联系起来：行走和跑步。

行走，既古老又现代的运动。它让我们到达目的地，让我们一步一个脚印地领略世界。当以特定方式行进时，行走可以增强身体活力，使思维敏锐，激发创意、思考并增强社交联系。"至善科学研究所"创办人达契尔·克特纳（Dacher Keltner）的观点表明，带着好奇心行走可以增强免疫系统。当与他人步调一致时，以自我为中心的界线就会消失，善意和合作会应运而生。现代进化论之父查尔斯·达尔文（Charles Darwin）将行走视为他思维过程的一部分，他并不是唯一一个喜欢行走并称之为"思考途径"的人。跨越时空，哲学家伊曼努尔·康德（Immanuel Kant）每天都像上了发条一样地行走；弗里德里希·尼采（Friedrich Nietzsche）则时常漫步数小时。苹果公司创始人史蒂夫·乔布斯（Steve Jobs）偏好边走边开会。神经心理学家凯利·拉德（Kelly Ladd）说，行走可以"让新奇的、未经过滤的想法自由流动"。哲学家达蒙·杨（Damon Young）则谈到了"行者的遐想"。科学家称之为"短暂的前额叶皮质活动减退"，这种情况下思想交融更自由。对达尔文来说，行走是一项终生练习，是使他的"心智肌肉"保持柔韧并抵抗智力僵化的方式。

畅销小说家村上春树（Haruki Murakami）说跑步是为了增强他的"肌肉一致性"，并以更大的诚意生活。达蒙·杨（Damon Young）认为："当运动正确发挥功效时，它可以缓解困惑以及我们因为找不到自身定位而产生的焦虑。如同求学、婚姻以及工作一样，它也需要牺牲。但运动可以让我们更有自信，无论输赢都能全力以赴。为了能短暂体验运动更直接简单的存在感，水疱、肌肉酸痛和早起都是我们要付出的代价。"杨继续反思："经过数月甚至数年的运动，我可以更敏感地察觉性格和反应模式的微妙变化。我还可以重新认识自己的肌肉和天分，以及理解我任由它们荒废的失职"（Young，2014）。古希腊人可能会给杨 4 次欢呼。当 92 岁的"铁人修女"麦当娜·布德（Sister Madonna Buder）冲过她第 400 场铁人三项比赛的终点线之际，她的运动服上写着"我已经打完了那场仗；我已经完成了比赛，我一直都保有这份信仰"等字样。在她 48 岁时，这位天主教修女相信"当下"是唯一的生存之所，因此她决定让身体动起来并开始训练，甚至参加了波士顿马拉松比赛。"当我开始跑步时，我置身于大自然中，突然间这就成了我的全世界，而不再只有这一小群与世隔绝的修女团体。它扩展了我的视野，相较之下我自己的问题变得微不足道，这些问题也就更容易接受了。"在她的整个运动员生涯中，麦当娜·布德修女一直在以慈善为目的筹措资金。"我用虔诚的心进行训练，"她说，"只要没有必须停止的理由，如骨折，我就会继续跑步。"福雅·辛格（Fauja

Singh）在 102 岁终止赛跑后曾这么分享："跑步是上帝让我分散注意力的方式，让我忘记失去妻子和儿子的精神痛苦，它让我活了下来。"辛格是在 89 岁时开始跑步的。对于居住在墨西哥西北部的美洲原住民塔拉乌马拉（Tarahumara）人来说，他们的跑步和球类比赛更像是一种深层精神仪式，是对生命旅程的神圣隐喻。显然跑步对我们许多人来说，不仅是维持健康的一种方法。然而健康仍然是许多人不断穿上运动鞋（或像我一样的赤足鞋）的一个很重要的理由。古人类学家丹尼尔·利伯曼（Daniel Lieberman）有个绝妙的理论，他说人类为奔跑进化。若果真如此，那为什么跑步对很多人来说是一大挑战呢？为什么有些跑者的关节终身保持弹性和健康，而有些人则在跑步中不断受伤？答案的范围很广，大概可以写一个系列吧。但在最后一章中，我们将仅从宏观的角度做一个解释：肌筋膜组织的状态。

神经 – 肌肉 – 筋膜 – 骨骼协同作用

本部分旨在让你深入了解肌筋膜经线中的动态平衡和协作如何有利于轻松行走和有弹性地跑步。座右铭就是"保持简单"。

但也不能过于简单。我们要清楚一点，尽管两者有关联性，但行走和跑步是不同的。我指的不仅是在新陈代谢上或是速度上明显的变化。尽管它们基于相同的运动原则，但具体的运作方式却截然不同。例如，这两项活动都包括对侧腿和手臂的动作，然而在轻快漫步时，手臂会自由地摆动；而在慢跑时，手臂则会更有力地前后摆动，相关肌肉的运动程度要高很多。

无论哪种方式，它们成功地执行都来自神经、肌肉、筋膜和骨骼系统之间良好协调的相互作用。关于神经系统的作用，我们依然可以简单地理解为，如果没有神经系统，肌肉将无法运动，而筋膜与周围神经、脊髓和大脑保持着持续接触。为了使我们的骨骼运动，需要一个不间断的神经 – 肌肉 – 筋膜反馈回路。

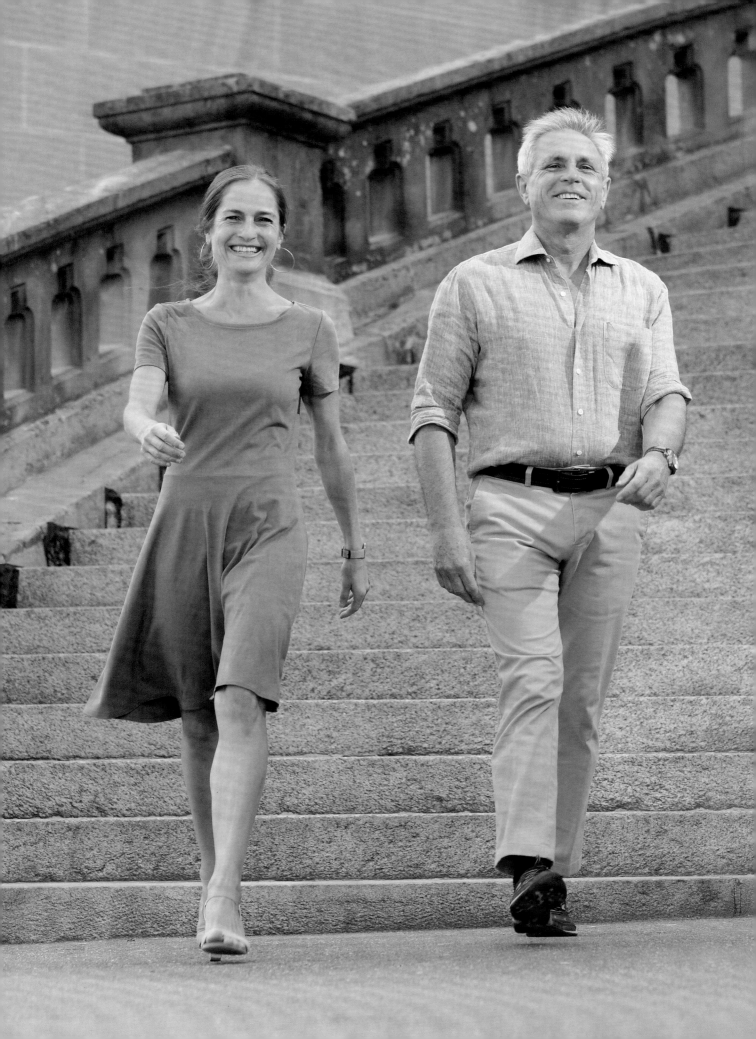

6 个基本原则

　　散步或大步走时，我们的身体会有相当长的时间是由单腿支撑的。而在慢跑时，始终都是由单腿支撑。在保持单腿平衡的同时，使足部的微小动作传递到髋部，并且使骨盆在股骨头上产生旋转，这是高效行走和跑步的一个基本原则。该原则和另外 5 个原则是理解以下信息的框架。

1. 单脚站立平衡，配合动态多维度的髋关节稳定性
2. 有控制的"下落"和有弹性的前进
3. 多维度动态的骨盆和脊柱稳定性
4. 对侧骨盆和胸廓的螺旋运动
5. 对侧腿和手臂的摆动
6. 连贯一致的节奏

内在弹簧

　　从神经－肌肉－筋膜的角度来说，"让我们前进"和"让我们持续前进"是截然不同的两件事。下面叙述的事件顺序发生在持续行走或奔跑时。例如，在大自然中徒步旅行或慢跑时会发生，而在繁忙的城市街道上走走停停时就不会发生。我们所架构的理论认为，在一连串的事件中，身体交替处于"下落"和向上向前的"推进"中，并不断利用筋膜的动能。当动作节奏和肌筋膜状态一致时，我们可以利用肌腱、韧带、肌筋膜等深筋膜结构中存储的弹性势能来加速关节的运动。

顺序

身体"下落"	关节折叠和螺旋收紧 关节周围的筋膜张力提高（拉紧） 肌肉相对等长收缩 筋膜弹性拉长
身体向上向前"推进"	筋膜弹性回弹 关节打开和反向螺旋打开 肌肉保持相对等长收缩
循环反复	

动作要素

为了使一连串事件得以实现并产生预期效果，我们需要特定的关节动作、肌肉动作和筋膜行为。虽然所有的肌筋膜经线都参与行走和跑步，但有些肌筋膜的贡献更显著。由于骨盆和脊柱要向对侧旋转，此时螺旋线的影响尤其明显。体侧线和前深线在单腿支撑的动态稳定，以及提供从脚趾到胸廓动能这方面作用虽然不明显但也同样重要。当踏上人行道时，对侧的功能线会全力以赴地参与行动。我在这里描绘了一张很大的图。以下表格可作为进一步探索的实践指南。

关节动作

此处所呈现的肌筋膜经线直接地允许状况良好时或受限紧绷时下列关节的运动。

关节动作	SBL	SFL	LL	SPL	BFL	FFL	IFL	ALs	DFL
足趾伸展	×								×
足趾屈曲		×							
足旋前（足弓打开）和足再旋后（足弓再闭合）	×	×	×	×					×
踝背屈	×		×	×					×
踝跖屈		×		×					
膝伸展	×			×			×		×
膝屈曲		×			×				
髋伸展和屈曲	×	×	×	×	×	×	×		×
髋内收和外展				×	×				×
髋外旋和内旋				×	×	×	×	×	×
脊柱螺旋运动				×					
脊柱侧屈（轻微）			×						×
脊柱屈曲和伸展（极少）	×	×							×
三维胸廓活动性			×						×
三维肩膀活动性				×	×	×	×	×	

肌肉动作和筋膜行为

此处所呈现的肌筋膜经线会直接动态稳定下列关节。

肌筋膜的参与	SBL	SFL	LL	SPL	BFL	FFL	IFL	ALs	DFL
足部稳定	×	×	×	×					×
踝关节稳定	×	×	×	×					×
膝关节稳定	×	×	×	×					×
三维髋关节稳定	×		×	×		×			×
三维骨盆和脊柱稳定	×		×	×					×
三维肩部稳定				×				×	
头部和颈部稳定	×		×	×					×

此处所呈现的肌筋膜经线对下列关节动作的弹性张拉（拉紧）和回弹贡献最大。

肌筋膜的参与	SBL	SFL	LL	SPL	BFL	FFL	IFL	ALs	DFL
足趾伸展									×
足旋前	×	×		×					×
踝背屈	×								×
膝屈曲		×							
髋外展			×						
对侧腿和手臂摆动		×		×	×	×		×	×
脊柱螺旋运动				×	×				×
胸廓螺旋运动			×						

动态平衡的相互作用和拓展

　　一条肌筋膜经线的动态平衡越稳定，12条经线的协同就越顺畅，身体的整体功能效率也就越高。行走变得更有活力，跑步也更有弹性——这两项活动都获得了可持续性，甚至还可能陪你到102岁。是否肌肉和筋膜的协同作用产生了持久的火花，让查尔斯·达尔文终其一生都在创造历史？这也是否让村上春树感叹"我的幸福是和跑步一起变老"的原因？我不知道。然而经验告诉我的是，拥有良好身体条件的你总会是赢家，它可以成为继续行走或跑步的巨大动力。

整体大于部分之和，
但仍敬畏每一个部分

　　以亚里士多德的理论或者我们自己的经验，都让我们意识到"整体大于部分之和"，因此我相信肌筋膜经线不仅是肌肉和筋膜结构的组合；解剖列车身体地图也不只是介绍 12 条肌筋膜经线的力传递和相互作用的概念；运动更不只是身体内部协调的动作。对于大自然事物的真理，学得越多，感悟得越多，就会越感到谦卑。同时，我不断更深入、更细微地理解各个部分及它们如何联系起来形成一个不可思议的整体。我衷心希望本书激发了你的好奇心，同时让你清晰地理解解剖结构的相对关系，以及我们如何实际运用这些知识并从中受益。我也希望筋膜运动能打动你，帮助你将理论应用于身体中。最佳的状况是，你享受了这个过程，并让这本书成为你的参考资料。

　　感谢你拿起这本书并阅读到这里。

与因你好奇而认识的，

凯琳。

参 考 文 献

Carney D.R., Cuddy, A.J., & Yap, A.J. (2010). Power posing: brief nonverbal displays affect neuroendocrine levels and risk tolerance. Psychol Sci. 21(10):1363-8. https://doi. org/10.1177/095679761038437

Chen, H.L., Lin, Y.C., Chien, W.J., Huang, W.C., Lin, H., & Chen, P.L. (2009). The effect of ankle position on pelvic floor muscle contraction activity in women. *Journal of Urology*, 181(3), 1217–1223. https://doi.org/10.1016/j.juro.2008.10.151

Cuddy, A. (2012, June). *Your body language may shape who you are* [Video]. Ted Conferences. https://www.ted.com/talks/amy_cuddy_your_body_language_may_shape_who_you_are

Cuddy, A., Wilmuth, C. A., Yap, A. J., & Carney, D. R. (2015). Preparatory power posing affects nonverbal presence and job interview performance. *Journal of Applied Psychology*, 100(4), 1286–1295. https://doi.org/10.1037/a0038543

di Pelegrino, G., & Làdavas, E. (2014). Peripersonal space in the brain. *Neuropsychologia*, 66, 126-133. https://doi.org/10.1016/j.neuropsychologia.2014.11.011

Elkjær, E., Mikkelsen, M. B., Michalak, J., Mennin, D. S., & O'Toole, M. S. (2022). Expansive and contractive postures and movement: A systematic review and meta-analysis of the effect of motor displays on affective and behavioral responses. *Perspectives on Psychological Science*, 17(1), 276–304. https://doi.org/10.1177/1745691620919358

Elsesser, Kim. (2022, Oct. 12). Power posing is back: Amy Cuddy successfully refutes criticism. *Forbes Magazine*. https://www.forbes.com/sites/kimelsesser/2018/04/03/power-posing-is-backamy-cuddy-successfully-refutes-criticism/

Fan, C., Fede, C., Gaudreault, N., Porzionato, A., Macchi, V., Caro, D., & Stecco, C. (2018). Anatomical and functional relationships between external oblique muscle and posterior layer of thoracolumbar fascia. *Clinical Anatomy*. 31(7), 1092-1098. https://doi.org/10.1002/ca.23248

Gurtner, K. (2024). Fascia in Focus: Web of Connection for Body-Mind Integrity, 1st edition. Self-Published: Amazon Media.

Keltner, D. (2023). *Awe: The new science of everyday wonder and how it can transform your life.* Penguin Publishing Group.

Myers, Thomas W. (2021). *Anatomy trains: Myofascial meridians for manual therapists and movement professionals.* Elsevier.

Murakami, H. (2019). *What I talk about when I talk about running.* VINTAGE.

Lieberman, D. (2021). *Exercised: The science of physical activity: rest and health.* Penguin Books.

Schleip, R. (2022, September). (PDF) The Fascial Network: Our richest sensory organ - researchgate. https://www.researchgate.net/publication/369202470_The_Fascial_Network_Our_Richest_Sensory_Organ

Singal, J., & Dahl, M. (2016, Sep 30). Here is Amy Cuddy's response to critiques of her powerposing research. *The Cut*. https://www.thecut.com/2016/09/read-amy-cuddys-response-topower-posing-critiques.html

Stecco, C., Hammer, W.I., Vleeming, A., & Caro, D.R. (2015). *Functional atlas of the human fascial system.* Churchill Livingstone Elsevier.

Vleeming, A., Pool-Goudzwaard, A. L., Hammudoghlu, D., Stoeckart, R., Snijders, C. J., & Mens, J. M. (1996). The function of the long dorsal sacroiliac ligament. *Spine*, 21(5), 556–562.https://doi.org/10.1097/00007632199603010-00005

Vleeming, A., Willard, F.H., & Schleip, R. (2021). The thoracolumbar fascia. In R. Schleip et al. Editor (Eds.), *Fascia: The tensional network of the human body: The science and clinical applications in manual and movement therapy* (2nd ed., pp. 54-73). Elsevier.

Wilke, J., Krause F., Vogt, L., & Banzer, W. (2016). What is evidence-based about myofascial chains: A systematic review. *Archives of Physical Medicine and Rehabilitation*, 97(3), 454-461. https://doi.org/10/1016/j.apmr.2015.07.023

Wilke, J.Vogt, L., Niederer, D., & Banzer, W. (2017). Is remote stretching based on myofascial chains as effective as local exercise? A randomised-controlled trial. *Journal of Sports Sciences*, 35(20), 2021–2027. https://doi.org/10.1080/0264041 4.2016.1251606

Wilke, J.Kalo, K., Niederer, D., Vogt, L., & Banzer, W. (2019). Gathering hints for myofascial force transmission under in vivo conditions: Are remote exercise effects age dependent? *Journal of Sport Rehabilitation*, 28(7), 758 763. https://doi.org/10.1123/jsr.2018-0184

Young, D. (2015). *How to Think About Exercise.* Picador.

其他资源

kenhub.com

flexikon.doccheck.com

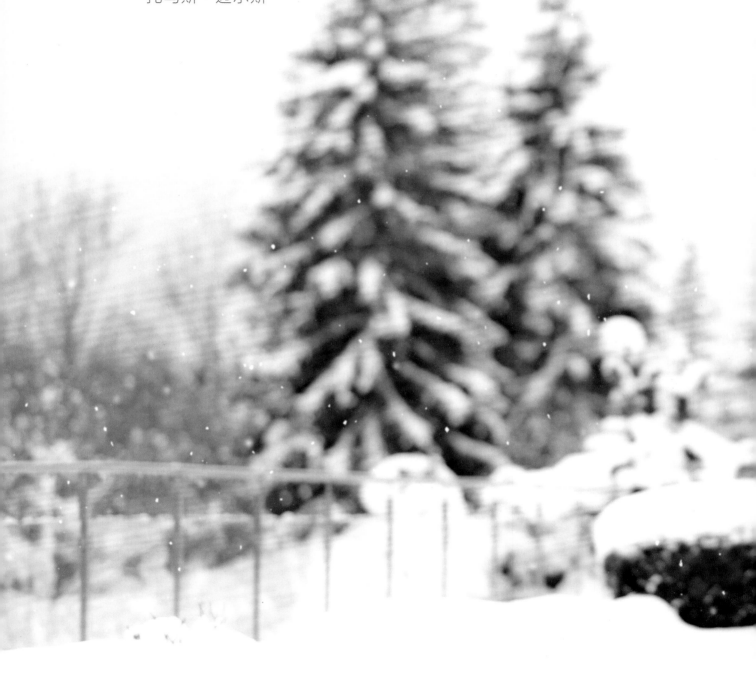

"能够一起庆祝这本书的
出版真是莫大的荣幸。"

托马斯·迈尔斯

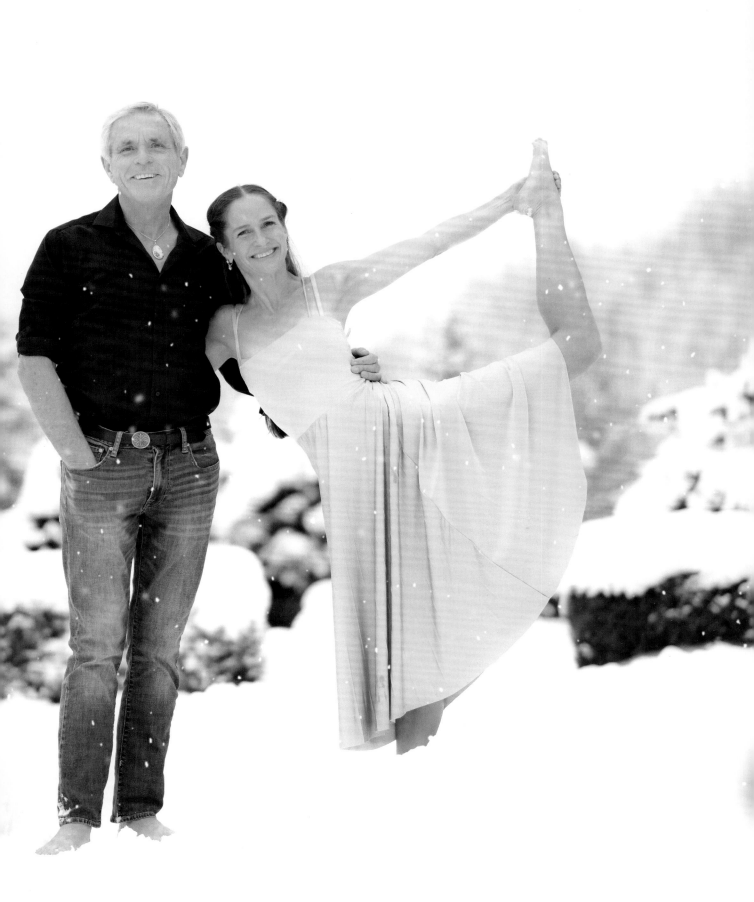